毎日の歯科臨床で生かせる

内科のツボ

問診・診断・投薬時に引ける・わかるハンドブック

監修：和田智雄・伊藤春生・瀬戸暁一　　執筆・編集：港北歯科内科研究会

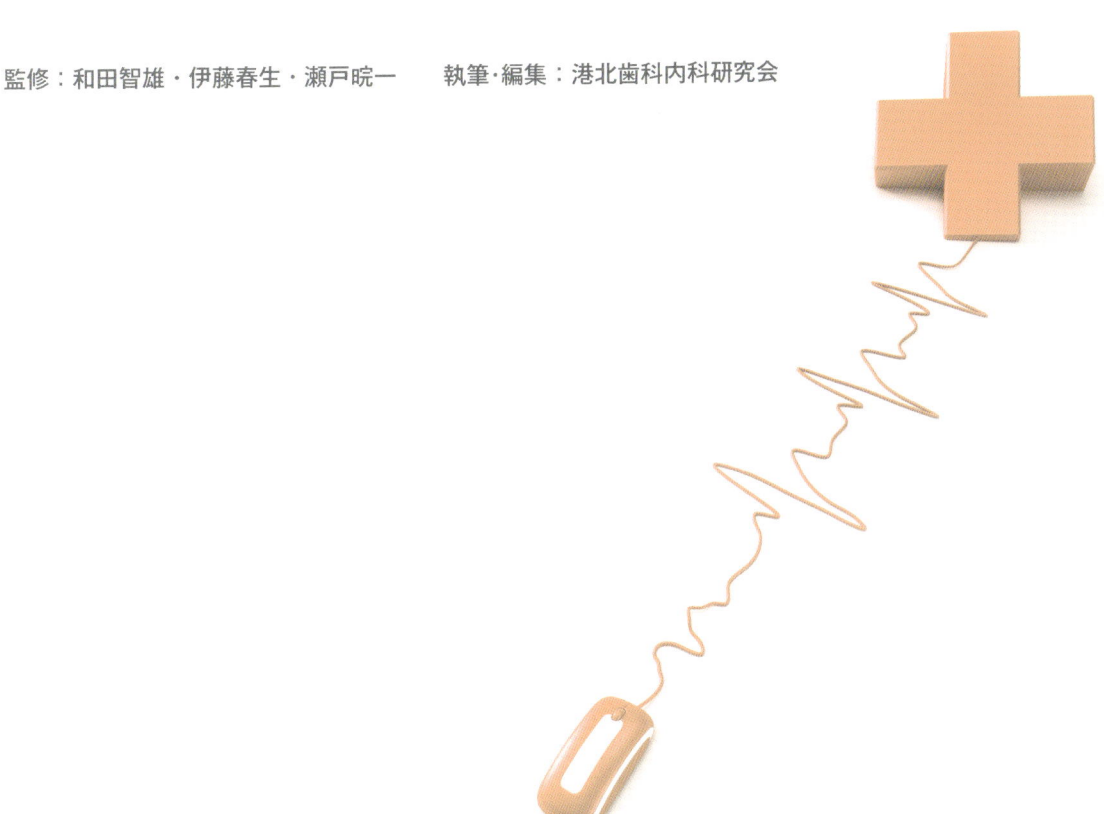

クインテッセンス出版株式会社　2010

Tokyo, Berlin,Chicago, London, Paris, Barcelona, Istanbul, Milano, São Paulo, Moscow, Prague, Warsaw, New Delhi, Beijing and Bukarest

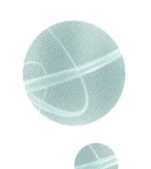

序

歯科医に必要な内科学は、「病気」でなく、「病態」を診るための基本知識

　本書の監修者である内科医・和田知雄先生と私たちの出会いは、先生が歯科医向けの内科学を独自の視点でまとめた「歯科医のための疾病概論」という教科書でした。これが縁で、神奈川県の港北歯科医師会・地域医療部会の講演会開催、そして平成12年10月には「歯科医のための疾病概論勉強会」を立ち上げ今日に至っています。

　和田先生は、長年にわたり歯科大学で内科教授として教鞭をとり、臨床にたずさわりながら私たち歯科医と深く関わってこられました。先生は歯科との交流を通して、歯科治療に先立ち患者の全身的リスクを読み取ることに意義を感じてこられました。先生はそれこそが歯科医の必要とする内科学であり、生体の防御機構に軸足を置いた内科学、すなわち内科医の必要とする内科学とは似て非なるものと考えてこられた信念の人です。

　以下が先生の核心となる考え方です。

　まず、内科医と歯科医には、

　　"内科医は「病気」を診るが、歯科医は「病態」を診ればいい"

という大きな立場の違いがあると言います。これが先生の説く歯科医のための内科学のバックボーンを形成しています。とかく私たちは歯科治療を行う際に、高齢者だから、糖尿病だから、高血圧症だから、有病者だから心配……となりがちです。

　しかし歯科医が、糖尿病や高血圧症を治すのではありません。むしろ、病名を知ることで、どこが弱いかを知り、どういう歯科治療（侵襲）が許容できるのか、できるとすればどのような注意をしたらよいのかが分かってくる。「病態」を「診る」とは、言い換えれば病態生理学的解析により患者の「体の状態」を垣間見ることにあるのです。

　では、「病態」とはどんな視点から診るべきなのでしょうか?

　　"人は、恒常性にコントロールされている日常生活体であるという診方（みかた）が大事"

　病気のあるなしにかかわらず、普通に日常生活を送っているということは、体の恒常性が保たれていることを意味しています。しかし、実際のところ、病気知らずで経年的変化のみが認められる人もいれば、病気に罹って治癒した人、病気が治癒することなく慢性化した人、生活習慣病にかかっている人など、人はさまざまな病歴をもっています。

　よって歯科治療の現場では、体の状態がさまざまでも歯科治療のどんな時に、どんなことが体に起こってくるかを事前に察知することが重要です。それには、体からのたくさんの情報を解析する以外にありません。

診療室で注意するのは、

"ヒトの死は、恒常性の破綻した時に生じる"

ということです。数ある疾患の中で、恒常性破綻が死に直接つながる疾患は第一に「循環器系疾患」であると言われています。したがって、恒常性が安定している状態では、私たちは循環器系疾患に特に注意すればよいのです。

日常生活を送っている時にはあってあたりまえの恒常性も、生命の危険が察知された際には恒常性の破綻を回避したいし、回避しなければならない。これが和田先生の説く歯科医のための内科学です。

今、目の前の患者さんが万が一循環障害（循環性ショック）を起こすとすれば、いつ？ 引き金は？ ショックの種類は？ などをあらかじめ把握しておく必要があります。そのための基本知識が歯科医のための内科学と言えそうです。

"だから病名にとらわれないで病態を診よう"

これが大事です。ヒポクラテスに始まり、パラケルススを経て「病人」を診る医学として発展してきた臨床医学が、1963年にフーコーが示した「臨床医学の誕生」を境に、その関心が「病人」よりも「病気」に向けられるようになっていきました。それは今、その人の体の中で何が起こっているかという視点ではなく、細胞病理学、微生物学、免疫血清学、化学療法学などの進歩とともに、一病因、一疾患の特異的関係が重んじられるようになり、臨床における治療論のみが突出して優先されるようになったことを意味しています。

けれども和田先生の教えを受けていくにつれ、私たちは今、臨床医学の原点に戻る「診方」が歯科治療を安全に行う上で必要だと悟りました。ある意味で、患者の病態を単に臓器別に静的に把握するのではなく、生体反応という大きな振幅の中で捉える。これが臨床医学の原点とも言える「診方」です。

本書では、これまで勉強会を通じて学んだ「歯科医に必要な内科学的基本知識」をチェアサイドで臨床活用しやすいよう「知りたいことがすぐ調べられる」ハンドブックとしてまとめました。

本書が皆様の患者さんにも、術者にも安心で安全な治療を行うための一助として活用されることを願ってやみません。そして、読者の皆様の多くのご意見をお待ちしています。

2010年初夏
港北歯科内科研究会

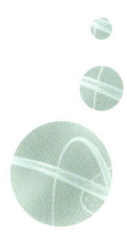

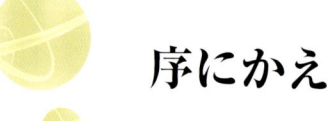

序にかえて

"「全身疾患」は「歯科医には関係ない体の病気」であるとの通念が歯科医療でまかりとおっていることが如何に日本の歯科医学を不毛にしているか"

　これが本書を記した港北歯科内科研究会の師である和田知雄先生の思想の原流の一つと言えましょう。明治中頃に米国の医療改革を取り入れた医歯2元論が俄かに台頭し、日本の歯科医学は法的整備や世界の潮流に乗って、医学とは別の道を辿り発展してきました。第二次世界大戦直後に米国主導の世界モデルとも言える充実した歯科医学教育が確立されましたが、ここをピークとして歯科医療は医科から少しずつ乖離する運命となり、次第に「歯科村」は社会から孤立する傾向を強めてきています。

　この間の医科学の発展と多様化は目覚ましく、また国民皆保険制度の導入により日本は世界最高の長寿国となりましたが、今日では加齢とともに生活習慣病を持つ人が日常的に歯科医院を訪れるようになり、このような患者の安全確保がすべてに優先する緊急課題となってきました。

　Medical Scienceを歯科教育に大幅に導入し、スキル教育からサイエンス教育に大きく変換させることが社会の要請であることは間違いありませんが、それには歯科界全体の意識改革を待たねばなりません。そのような状況下、今さしあたって歯科医師に最も問われているのは、歯科医療が安全確実に行われることです。それには患者さんの健康状態を注意深く観察し、また病態を的確に把握することが必要不可欠となります。歯科を訪れる患者さんの大部分は「恒常性」が維持されていますが、ちょっとした侵襲でそれが破綻する危険性が本格的な高齢社会を迎えた今、増大していることは臨床医にとって共通の懸念と言えましょう。

　和田知雄先生は医歯両資格を有し、長年にわたって内科教授として歯学部で教鞭をとられてきました。先生は現代の内科医療の実態を批判しつつ、歯科医学教育の深淵を見つめてこられた重厚な医哲学者です。事実、和田先生の講義は多くの歯科医師に新鮮な感動を与えてきました。しかし和田先生の思想にとことんついて行くことは容易ではありません。私自身、先生に私淑しながらも目前の雑事に追われて和田哲学を歯科医療に齎し得ませんでした。

　ところが神奈川県・横浜市を中心として和田先生を囲んでじっくりと勉強を重ねていく開業歯科医のグループが現れ、これを果たしてくれました。和田先生が以前書かれた「歯科医のための疾病概論」をじっくり咀嚼する研究会です。9年にもおよぶ苦節の末、とうとう本書を完成されましたことに心から敬意を表する次第です。

　この本は現在の歯科医師の最も弱いところを見事に看破した分かりやすい実用解説書です。医療から遠く乖離してしまった歯科医療そのものが恒常性の破壊に瀕している現今、この実用書の読者が歯科医学教育の問題点を感じとって未来のありようを展望していただければ幸いです。

2010年初夏
（財団法人　脳神経疾患研究所・
附属総合南東北病院口腔癌治療センター長）
瀬戸晥一

目次 contents

プロローグ　高齢者だから有病者だから心配！という前に ……9

●診療中に患者さんが倒れてからではもう遅い ……10
1. 健康と思った患者さんに麻酔をしたら、意識が混濁してしまった ……10
2. 人はどんな時に危なくなるの？それは「恒常性」が破綻する時 ……11
3. 循環器系の疾患を持つ患者さんは要注意 ……12

●歯科治療を安全に行うために ……13
4. 歯科治療による刺激は恒常性を破綻させる「スイッチ」！？ ……13

●まとめ ……15

第1章　歯科治療上注意が必要な病気知識のエッセンス ……17

●この疾患が歯科で危ない　要注意疾患 ……18
1. 心臓や血管の病気
   - ①高血圧と低血圧 ……19
   - ②狭心症 ……20
   - ③心筋梗塞 ……21
   - ④不整脈 ……22
   - ⑤心不全 ……23
   - ⑥心臓弁膜症 ……24
   - ⑦心内膜炎（感染性心内膜炎） ……25
   - ⑧脳血管障害 ……25
2. 造血器の病気
   - ①貧血 ……26
   - ②白血病 ……27
   - ③血小板減少症 ……28
   - ④顆粒球減少症 ……29
3. 肝臓や膵臓の病気
   - ①肝炎 ……30
   - ②肝硬変 ……30
   - ③糖尿病 ……31
4. 呼吸器の病気
   - ①気管支喘息 ……32
   - ②肺結核 ……33
   - ③肺癌 ……33
5. 消化器の病気
   - ①胃潰瘍、十二指腸潰瘍 ……34
   - ②消化管癌 ……34
6. 泌尿器の病気
   - ①腎不全と人工透析 ……35

目次 contents

  7．その他の病気
   ①甲状腺機能亢進症 …………………………………………………36
   ②橋本病 ………………………………………………………………36
   ③アレルギー体質 ……………………………………………………36
   ④悪性腫瘍（癌） ……………………………………………………37
   ⑤パーキンソン病 ……………………………………………………37
   ⑥アルツハイマー病 …………………………………………………38
   ⑦膠原病 ………………………………………………………………38

第2章　医科の検査値、ここを見る、こう考える …………………39

●検査値の基礎知識 …………………………………………………………40
 1．血液一般検査 …………………………………………………………40
 2．血液生化学検査 ………………………………………………………43
 3．血圧 ……………………………………………………………………47
 4．心電図検査 ……………………………………………………………47
 5．体調を知るための成人の人体標準値 ………………………………48

●要チェックの疾患別検査項目 ……………………………………………49
 1．虚血性心疾患 …………………………………………………………49
 2．感染症 …………………………………………………………………49
 3．糖尿病 …………………………………………………………………50
 4．肝臓疾患 ………………………………………………………………50
 5．腎臓疾患 ………………………………………………………………51

第3章　注意して！薬の出し方、のみ合わせ …………………………51

●歯科で用いる薬　抗菌薬 …………………………………………………52
 1．抗菌薬の概要 …………………………………………………………52
  ①抗菌薬の種類 ………………………………………………………52
  ②抗菌薬の作用の仕方 ………………………………………………52
  ③抗菌薬の排泄の仕方 ………………………………………………52
  ④血中濃度と組織移行性、血中半減期 ……………………………52
  ⑤抗菌薬の作用機序と特徴 …………………………………………52
 2．抗菌薬の術前投与 ……………………………………………………54
 3．妊娠中の患者に対する抗菌薬の投与 ………………………………54
 4．授乳中の患者に対する抗菌薬の投与 ………………………………54

●歯科で用いる薬　消炎鎮痛薬 ……………………………………………56
 1．非ステロイド系消炎鎮痛薬（NSAIDs）の概要 …………………56
  ①酸性NSAIDs ………………………………………………………56
  ②塩基性NSAIDs ……………………………………………………56

2. 高齢者に対する消炎鎮痛薬の投与 ················· 56

● **歯科で用いる薬　解熱鎮痛薬** ························· 58
　　1. 非ピリン系鎮痛薬 ····························· 58

● **医科でよく出される治療薬** ····························· 59
　　1. 心臓や血管の病気 ····························· 59
　　2. 呼吸器の病気 ······························· 60
　　3. 肝臓や膵臓の病気 ····························· 60
　　4. 泌尿器の病気 ······························· 60
　　5. その他 ···································· 60

第4章　偶発事故・日頃の体制づくりが大切です ········· 65

● **歯科診療所における緊急事態への対処法** ················· 66
● **歯科救急薬品に関する知識を持とう** ····················· 67
● **体調の変化を見落とさないために** ······················· 68
　　1. モニタリング ································ 68

◆ Column ◆

Column・1	恒常性とは	12
Column・2	自律神経の働き	15
Column・3	循環器障害のある患者さんへの薬の影響	19
Column・4	心臓の筋肉を支える冠状動脈	20
Column・5	PT-INR	21
Column・6	不整脈はなぜ起こる？	22
Column・7	先天性心疾患	24
Column・8	血漿は血液中の運び役	26
Column・9	血液の成分	27
Column・10	血液凝固のしくみ	28
Column・11	白血球の種類と働き	29
Column・12	肝疾患のある患者に対する抗菌薬の影響	30
Column・13	ユニバーサル・プレコーションとスタンダード・プレコーション	33
Column・14	ビスフォスフォネート製剤について	34
Column・15	排泄	35
Column・16	パルスオキシメーター	68

監修・執筆者一覧

監修（敬称略）

和田　知雄（東京歯科大学・名誉教授）

伊藤　春生（神奈川歯科大学・名誉教授）

瀬戸　晥一（財団法人 脳神経疾患研究所・
　　　　　　附属総合南東北病院口腔癌治療センター長）

執筆・編集（五十音順・敬称略）

港北歯科内科研究会

和田知雄先生より歯科医のための疾病概論を学ぶ会として平成12年10月に発足。神奈川県横浜市港北区を中心に開業する歯科医6名で、月例会を通して歯科医に必要な内科学をはじめ、平成18年には中医学を学ぶなど、ホリスティックな歯科医療をもとめて勉学を続けている。

江田　　正（神奈川県・横浜市・江田歯科医院）

小川　邦彦（神奈川県・横浜市・小川矯正歯科）

高田　晴彦（神奈川県・横浜市・高田歯科医院）

宮川　　修（神奈川県・横浜市・宮川デンタルクリニック）

矢吹　秀哉（神奈川県・横浜市・矢吹歯科医院）

プロローグ

高齢者だから有病者だから心配！という前に……

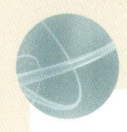

診療中に患者さんが倒れてからではもう遅い

1．健康と思った患者さんに麻酔をしたら、意識が混濁してしまった……

　歯科医院に来院する患者さん（年少者、高齢者、時には有病者）の多くは、元気に自ら歩いて歯科治療を受けにきています。それだけに、日常生活に支障なく元気に暮らしていた人が、「歯科治療を受けたために救急車の出動」という事態になってしまっては大事件になってしまいます。

　このような事態を防ぐにはどうしたらよいのでしょう。

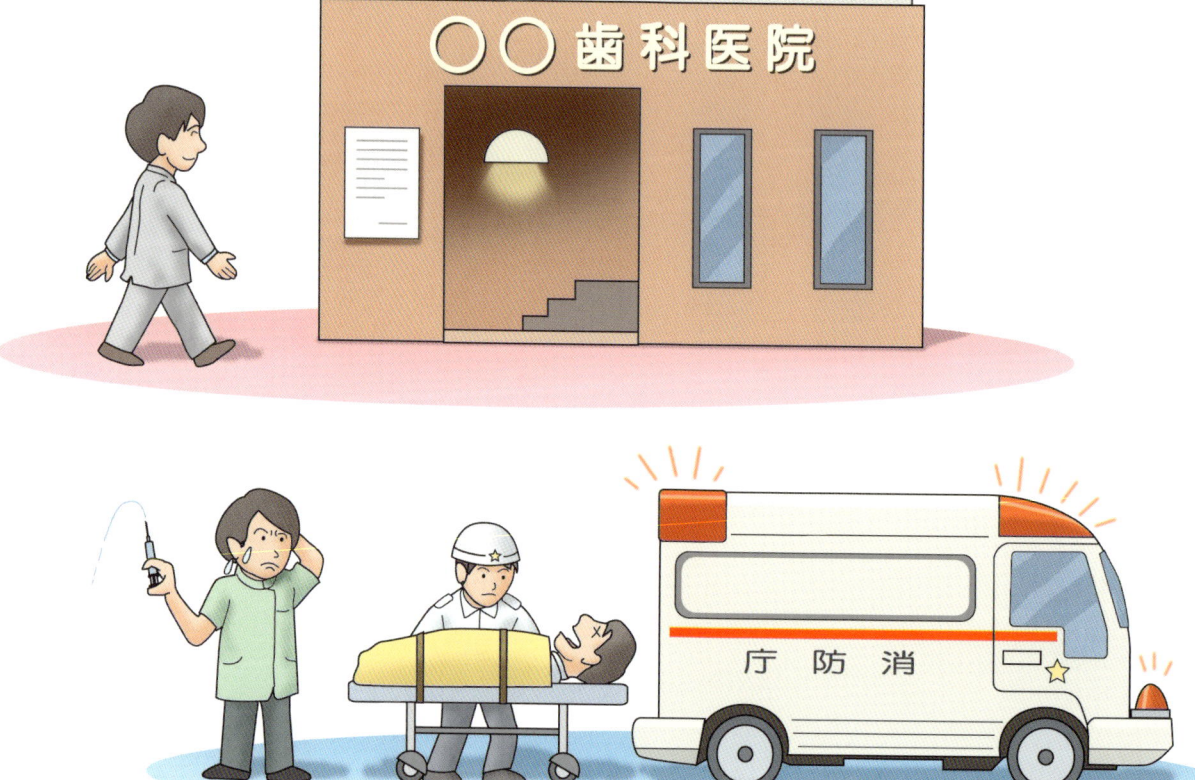

2. 人はどんな時に危なくなるの？
それは「恒常性」が破綻する時

　人の心臓は有効な循環を保てなくなると心停止が起こります。けれども、心臓はめったなことで止まるものではありません。私たちの体は自律神経系、内分泌系等の調節を受けて「恒常性」が保たれているからです（→ Column・1）。ここで言う「恒常性」とは、生体の内部や外部環境因子の変化にかかわらず、生体の状態が一定に保たれるという性質、あるいはその状態を意味しています。

　「恒常性」の保たれる範囲は、体温や血圧、体液の浸透圧やpHなどをはじめ、病原微生物の排除、創傷の修復など生体機能全般に及んでいます。

　急速な恒常性破壊が出現した場合には、人体はこれに適応できず、死に至ります。実は、このようなことは歯科治療の場においても起こりえます。例えば心不全、破綻性出血、脱水症、糖尿病の対応不備、気道閉塞などの時に注意が必要です。

Column・1

恒常性とは

　生物は外部環境が変化しても、自己の内部環境を一定に保つことができます。この現象を内部環境の「恒常性」（ホメオスターシス homeostasis）と言います。これにより細胞内液や細胞外液のpH、各種栄養素の濃度、水分量等は常に適正に保たれています。

　分化した組織が専門化した作用を行っている多細胞生物が恒常性を維持していくためには、種々の細胞・組織が協調して役割を演じることが必要です。それには細胞間情報伝達のためのメカニズムが不可欠で、その役割を演じているのが内分泌系と神経系です。

　たとえばインスリンには、血液中のブドウ糖濃度（血糖値）を下げる働きがあります。インスリンの分泌量は血糖値に比例します。すなわち血糖値が急激に上がるとインスリン分泌が増えて、血糖値が下がります。血糖値がもとの濃度に戻ると、インスリン分泌は減ります。このようにして血糖値は一定に保たれています。

　他の例として、体温と汗があります。体温が上がると汗が出て体を冷やします。その結果、体が冷却されて体温が正常まで戻ると、汗は止まります。こうして体温は一定に保たれます。このように生体は、たとえ周囲の状況が変化してもその変化に応じて自分の状態を常に一定に保っています。恒常性の維持は、生体が生きていく上で非常に重要なシステムなのです。

3. 循環器系の疾患を持つ患者さんは要注意

　生物は単細胞から多細胞生物へ進化した時、小さな個々の細胞の栄養摂取と、老廃物の排出をより効率よく行うために「循環」を必要としました。この循環が生命維持に不可欠なものとなったのです。

　循環器系の中でも心臓と脳の動脈は特殊で、終動脈という構造になっています。動脈間に吻合があれば、その一方の動脈が閉塞しても、他方の動脈から血液を受けることができるため、その領域は循環障害にならなくてすみます。ところが、吻合のない終動脈では、その血管が詰まってしまうとその支配領域に虚血が起こり、酸素や栄養が十分に行き届かず、酸欠に陥った部分の細胞組織が壊死する、つまり梗塞を起こしてしまうのです。

　消化器系や呼吸器系に支障が出たとしても急激な死にはつながりませんが、循環器系は直接死につながります。ですから、歯科臨床においてこの循環器系に支障を来たさないようにすることが大切です。

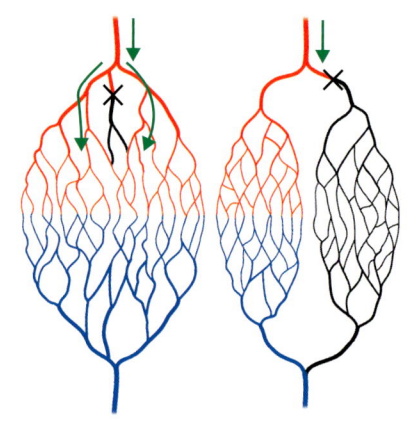
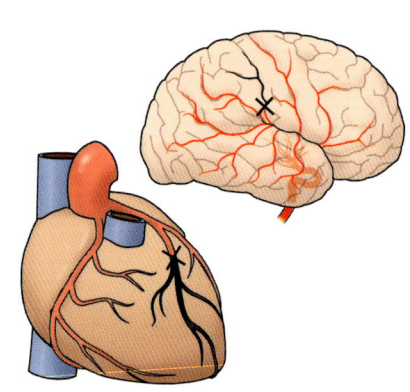

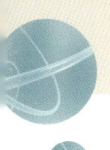

歯科治療を安全に行うために

4．歯科治療による刺激は恒常性を破綻させる「スイッチ」！？

　それでは、日常の歯科治療によって、患者さんの体にはどのようなことが起きているのでしょうか？

　緊張、恐怖、不安を持つ患者さんには、ちょっとした痛みによる刺激でさえ、生体に対する大きなストレスとなってしまいます。痛みで驚いたりして大脳が興奮すると、それが間脳を刺激し、自律神経も影響を受けてしまいます。

　この時体の中では、交感神経が緊張状態になり、頻脈、血圧上昇、呼吸促進を起こします（→ *Column·2*）。しかし、この交感神経緊張状態は長くは続きません。交感神経が疲労してくると副交感神経優位の状態になり、頻脈から徐脈へ、血圧上昇から血圧下降へ、呼吸促進から呼吸抑制へと急激な変動を起こすことがあります。時には心停止を起こしてしまうことさえあるのです。

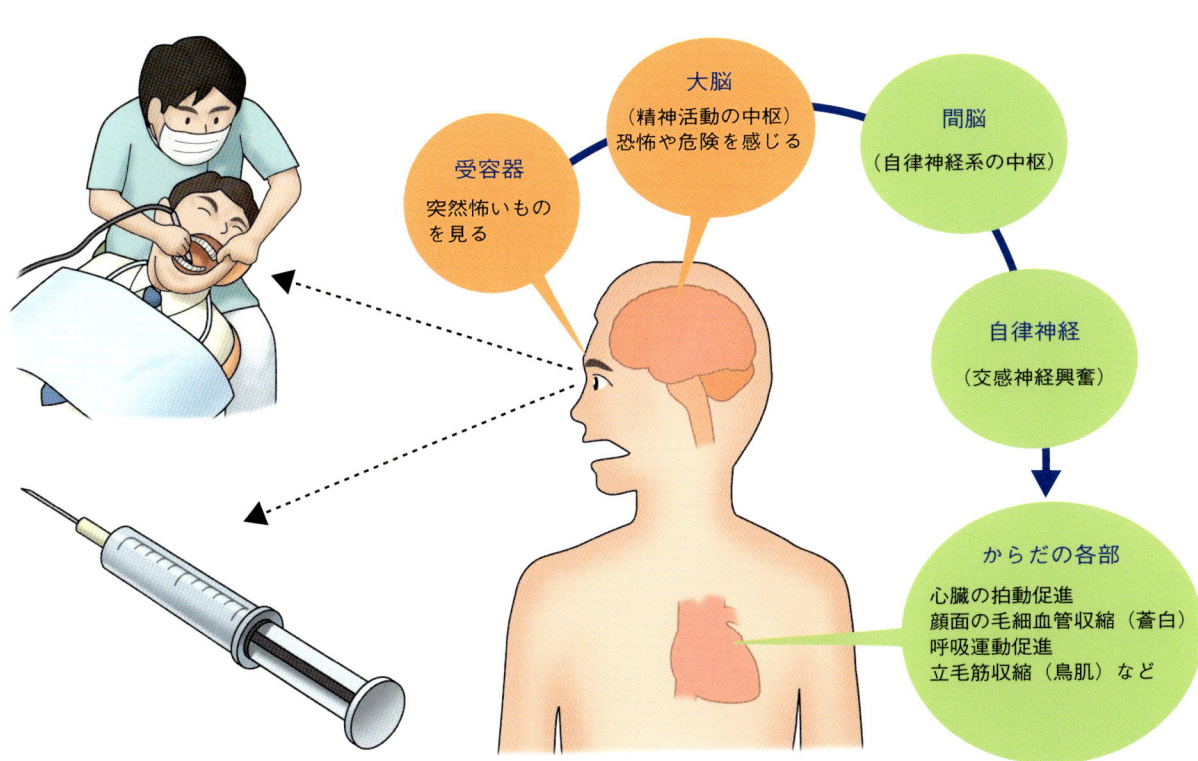

このようなことは、よく眠れなかった、食事が摂れなかった、下痢をしていたなど、体調が悪い時にも起こりやすくなります。しかも、これは誰にでも起きうることです。

ですから、治療を行う私たちは以下のことを心しておかねばなりません。

- ●歯科治療は、自律神経の興奮・疲労を起こしやすい
- ●歯科治療による自律神経反射は、恒常性を破綻するスイッチになる可能性がある

病気のあるなしにかかわらず、普通に日常生活を送っていることは、恒常性が保たれていることを意味しています。ですが体の状態は、人によってそれぞれ違います。大きな病気もせず元気に過ごしてきた人、病気になったが治った人、病気が治ることなく慢性化した人、いわゆる生活習慣病にかかっている人など、それぞれです。このように来院される患者さんは、誰一人として同じ体の状態ではありません。

大切なことは、たとえ身体状態は人それぞれでも、歯科処置は常に身体を一定に保つ機能（恒常性）を壊さないように行わねばならないということです。

Column・2

自律神経の働き

末梢神経系は3種類の神経に分類されます。つまり、知覚神経、運動神経、自律神経の3つです。知覚神経は末梢からの情報を中枢神経に伝える役割を持っています。その結果として、中枢からの指令を全身に伝えるのが運動神経と自律神経です。運動神経は骨格筋の収縮を起こし体を動かします。自律神経は内臓の働きを調整します。

自律神経は心筋、臓器の平滑筋、内分泌腺、外分泌腺に作用します。つまり血管や消化器、気管支などの収縮、弛緩を起こします。

また運動神経の作用と違って、意識的に調節ができず、無意識に調整されているという特徴があります。

自律神経はさらに2種類に分類されます。交感神経と副交感神経です。その働きは正反対のもので、自動車のアクセルとブレーキのような関係にあります。簡単に言うと交感神経は体に緊張状態を作り、副交感神経はリラックスした状態を作ることになります。

例えば心臓は交感神経の働きで活発になり、胃腸は副交感神経の働きで活発になります。

自律神経まとめ

自律神経系	交感神経	副交感神経
神経の起点	脊髄の胸髄・腰髄	中脳（動眼神経） 延髄（顔面神経・迷走神経・舌咽神経） 脊髄の仙髄（仙椎神経）
ニューロンの特徴	中枢から出てすぐ、交感神経幹や神経節で、別の長いニューロンに乗りかえる	器官の直前、または器官内で別の短いニューロンに乗りかえる
神経伝達物質	ノルアドレナリン	アセチルコリン
働き	主としてエネルギーを消費する方向、活発な行動・興奮や緊張した時に働く	主としてエネルギー蓄積・保持する方向、安静時、疲労回復時に働く

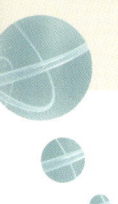

まとめ

　実際の歯科治療を行う時には、高齢者だから、糖尿病だから、高血圧症だから、有病者だから心配…という前に、「今、この患者さんの体はどのような状態（病態）にあるのか」を知ることが大切です。

　つまり、問診から得た患者さんの病歴からどこが弱いかを把握し、その日の歯科治療を安全に行える状態なのか、治療を行うのであればどこに注意しておくべきかを事前に把握しておかなければなりません。そうすれば、治療上の危険を事前に回避することができるでしょう。

　それには問診によって患者さんの身体状況、血圧、脈に注意するとともに、患者さんが不安を抱くような言動を慎む、患者さんの不安の緩和やリラックスを図り、患者さんが安心して受診できるよう心がけることが大事です。

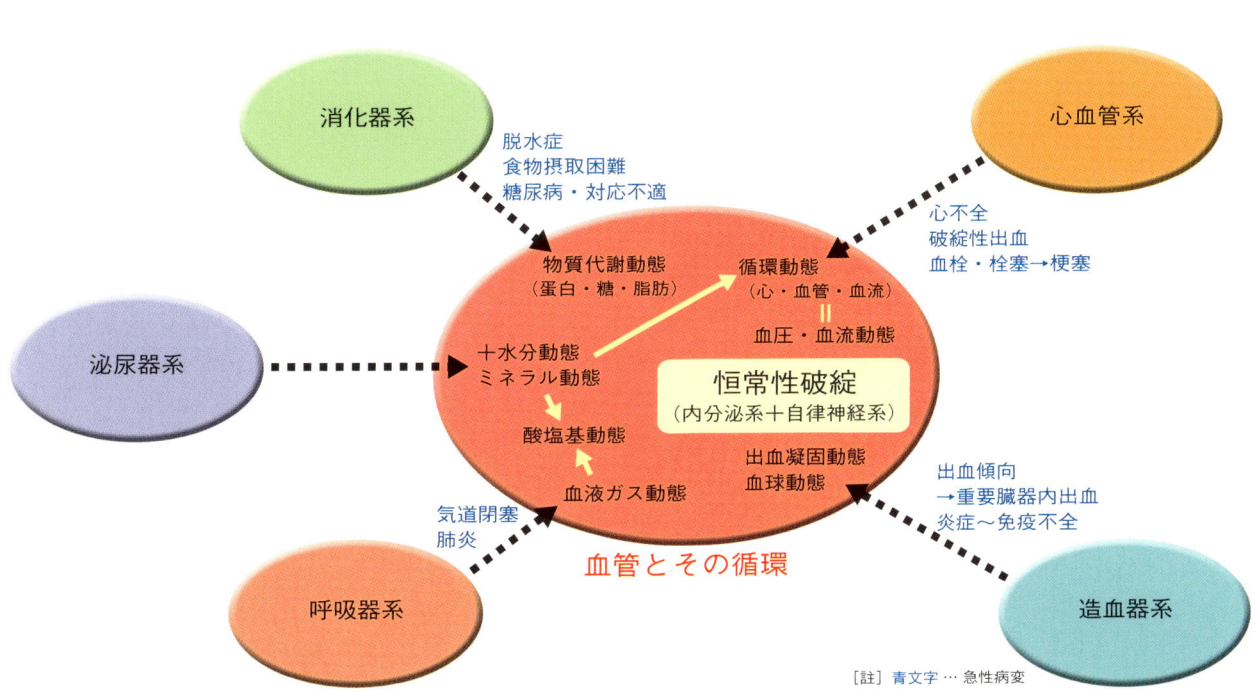

第1章

歯科治療上注意が必要な病気知識のエッセンス

　第1章では歯科治療が引き金となって患者さんの身体に異常をきたす（恒常性に変調をきたしたり、急激に破綻してしまう可能性）のはどのような病気か、歯科治療上の注意は何かについて簡単に解説します。ここでは内科の治療を目的とした解説ではなく、あくまでもこれらの疾患が恒常性破綻（患者さんが歯科治療によって倒れてしまうこと）にどの程度関与するのか、という視点で解説しています。

心臓や血管の病気 ｜ 造血器の病気 ｜ 肝臓や膵臓の病気 ｜ 呼吸器の病気 ｜ 消化器の病気 ｜ 泌尿器の病気 ｜ その他の病気

この疾患が歯科で危ない
要注意疾患

　内科的な疾患を持つ患者さんの場合は、歯科治療が引き金になって急激な体調変化を起こすことがあります。

　ですから、他科での治療を受けている患者さんには、患者さんの病態が歯科処置により「致命的予後」に繋がる可能性を判断しなくてはなりません。大切なことは、プロローグでも述べたとおり歯科処置によって身体を一定に保つ機能（恒常性）を壊さないようにすることです。

　ここでは、歯科臨床の場で特に注意が必要な疾患を挙げます。

1. 心臓や血管の病気
①高血圧と低血圧
②狭心症
③心筋梗塞
④不整脈
⑤心不全
⑥心臓弁膜症
⑦心内膜炎（感染性心内膜炎）
⑧脳血管障害

2. 造血器の病気
①貧血
②白血病
③血小板減少症
④顆粒球減少症

3. 肝臓や膵臓の病気
①肝炎
②肝硬変
③糖尿病

4. 呼吸器の病気
①気管支喘息
②肺結核
③肺癌

5. 消化器の病気
①胃潰瘍・十二指腸潰瘍
②消化管癌

6. 泌尿器の病気
①腎不全と人工透析

7. その他の病気
①甲状腺機能亢進症
②橋本病
③アレルギー体質
④悪性腫瘍（癌）
⑤パーキンソン病
⑥アルツハイマー病
⑦膠原病

1. 心臓や血管の病気
①高血圧と低血圧

解説

心拍出量の増加あるいは末梢血管抵抗の増加により、血圧が上昇した状態で収縮期血圧140mmHg、拡張期血圧90mmHg以上を高血圧と言い、本態性高血圧（原因不明、ほとんどが該当）と二次性高血圧（腎疾患などが原因）があります。原因としてはストレス、激しい運動、動脈硬化、腎疾患などが挙げられます。一方、収縮期血圧100mmHg以下を低血圧と言います。

高血圧症は心臓・脳・腎、その他の臓器の動脈硬化を促進します。動脈硬化が冠状動脈に発現すれば狭心症や心筋梗塞を、脳動脈に起これば脳梗塞や脳出血などを引き起こす原因となります。この背景には高脂血症があります。

高血圧症が持続すると、心臓の仕事量の増大により左心室肥大となり心筋の酸素不足から心不全を起こす原因となります（高血圧性心疾患）。

歯科治療上の注意点

①高血圧症の患者さんは歯科治療のストレスにより、健康な人よりも血圧が大きく変動します。ここで重要なのは最高血圧の高さよりも、血圧変動幅です。そのため精神的ストレスを与えないよう十分に説明を行ない、ゆっくり治療することが大事です。
②最近の自覚症状（めまい・動悸・息切れなど）はどうかを確認し、症状がある場合には、無理せず治療を延期して主治医に照会します。
③低血圧の患者さんでも、かつ患者さんとの信頼関係があるのであれば、無理をせずゆっくり治療すればあまり問題になりません。

Column・3

循環器障害のある患者さんへの薬の影響

循環器障害のある患者さんがよく服用している薬物に対する薬の影響には以下があります。
①抗凝固剤：ワルファリンカリウムの維持量を低下させるものとしてクロラムフェニコールが、増加させるものとしてリファンピシンがあります。
②降圧剤：ループ利尿剤フロセミド、アゾセミドはセフェム系、アミノグリコシド系を投与することによって、腎毒性が増強されます。
③抗痙攣剤：抗痙攣剤のカルバマゼピン（テグレトール）は、マクロライド系（エリスロマイシン等）との併用により本剤の血中濃度が急速に上がり、眠気、悪心、嘔吐、めまいなどを起こすことがあります。

1. 心臓や血管の病気

②狭心症

解説

　心筋に栄養を送る冠状動脈（→ *Column・4*）が動脈硬化症などにより狭窄し、労作など心筋の酸素需要増大に応じることができず、心筋虚血を生じた状態を言います。症状として胸痛、胸部圧迫感などがありますが、これらは数分で治まります。高齢者では症状が出ない場合もあります。症状の安定性から、安定狭心症と不安定狭心症があり、発症機序からは労作性狭心症と安静時狭心症があります。

歯科治療上の注意点

①不安定狭心症は、治療禁忌です。不安定狭心症とは、最近発作があった、頻度が増加した、軽い運動で胸痛がする、胸痛発作の持続時間が長くなった、などの症状がある場合です。これらの症状がある時には急性心筋梗塞を起こす可能性があるため、歯科治療は控えた方がよいでしょう。

②発作時に備えて、ニトログリセリン舌下錠や硝酸イソソルビド（ニトロール）舌下錠を用意しておきます。ただし、使用時には血圧低下にも注意します。

③不安定狭心症でなくても心不全の症状がないか、血圧はどうか、頻脈（心拍数100回/分以上）・徐脈（心拍数60回/分以下）・不整脈（5回/分以上途切れる）がないかを確認します。

Column・4

心臓の筋肉を支える冠状動脈

　心臓は、冠状動脈から酸素や栄養分を受けています。上行大動脈の起始部から左右2本に枝分かれして、心臓に分布しています（心臓壁を王冠のように取り巻いているので冠状の名があります）。

　左冠状動脈から出ている前室間枝は虚血性心疾患（狭心症・心筋梗塞）が最も多く起こるところです。

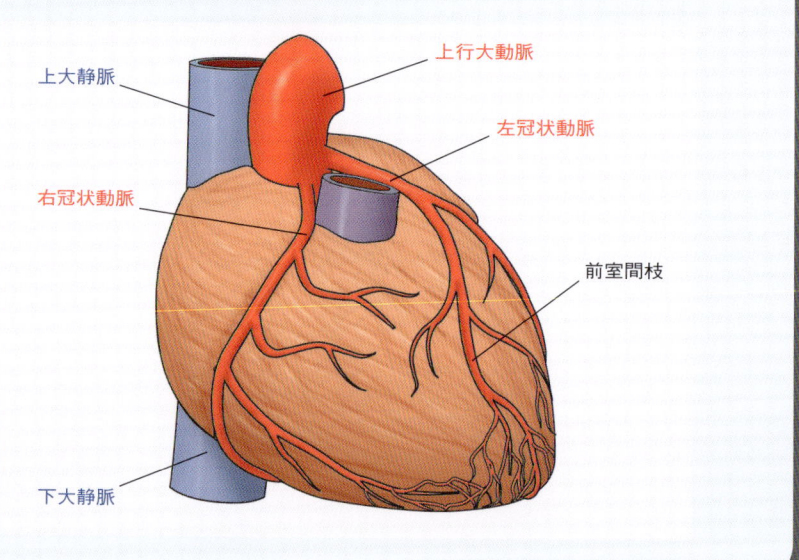

1. 心臓や血管の病気
③心筋梗塞

解説

冠状動脈の動脈硬化症などが原因で血栓により高度の狭窄や梗塞が生じ、冠状動脈血流が完全に止まり、末梢の心筋組織が壊死した状態を言います。症状は狭心症と似ていますが、持続時間が長く、30分から1時間以上続きます。

歯科治療上の注意点

①発症3カ月以内の心筋梗塞は、歯科治療禁忌です。急性心筋梗塞を起こすと致命的になることが多くあります。

②発症後3カ月以上経過した場合でも、不整脈・心不全・狭心症を合併することがあるため、慎重に対応します。

③発症後6カ月以上経過しており、運動制限がなければできるだけ疼痛・恐怖心を与えないように注意すれば歯科治療は可能です。

④抗血小板薬や抗凝固薬服用患者に対する抜歯等観血処置については、日本循環器学会の「循環器疾患における抗凝固・抗血小板療法に関するガイドライン」(2004年)で以下の治療方針が推奨されています。

　a．内科主治医と連絡をとる。
　b．抗血小板薬（バイアスピリン、パナルジン、プレタールなど）は内服継続下に治療。
　c．抗凝固薬（ワーファリン）はPT-INR（→ Column・5）が最近のデータで至適範囲内にコントロールされていることを主治医に確認のうえ内服継続下に治療。

ここでいう至適範囲とは、PT-INR 2.0〜4.0です。70歳以上では2.6以下が望ましいとされています。ワルファリンは食事内容や多剤により影響を受けやすいので、安定している場合で1カ月ごとに、不安定な場合は2週間毎に検査をすることが必要とされています。

Column・5

PT-INR

プロトロンビン時間（PT）等の血液凝固能検査は、各検査試薬ごとに差があるため、同じ検体でも血液凝固時間にバラツキがでます。このバラツキを補正するために導入されたのがINR（International Normalized Ratio 国際標準比）です。抗凝固療法のモニタリングのための検査値で国際指標として使用されています。

1. 心臓や血管の病気
④不整脈

解説

　心臓の洞結節で発生した電気刺激は、心房内を伝わり心室全体に規則正しく伝導しますが、この一連の電気的流れに異常が起こり、脈が乱れた状態です（→ Column・6）。

　不整脈には以下の3つのタイプがあります。

①徐脈性不整脈：心臓で電気刺激が作られなくなったり、途中で停止するために起こります。

②頻脈〈頻拍〉性不整脈：電気刺激が異常に速く作られるか、異常な電気の通り道ができて電気の空回りが起こります。

③期外収縮：不規則な状態が1回だけのものを言います。本来、電気の生じる場所以外から早めに刺激が出てくるために起こります。

歯科治療上の注意点

①特に頻脈を伴う心房細動は、歯科治療が禁忌です。加齢に伴い約10人に1人の割合で「心房細動」という不整脈がでます。これは心房の中で電気が空回りして、脈が速くなる状態です。心房細動で死ぬことはありませんが、血栓ができやすくなり、脳に運ばれて脳梗塞を起こすことがあります。そのため、心房細動の予防薬の他に抗凝固薬を飲んでいることが多いのです。

②普段から体を動かすと強い息切れを感じる場合は、脈が遅くなりすぎて（40回/分以下）心不全を起こしている可能性があります。歯科治療は禁忌の場合もあります。

Column・6

不整脈はなぜ起こる？

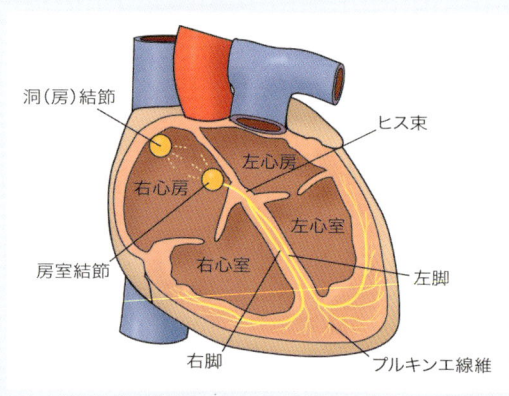
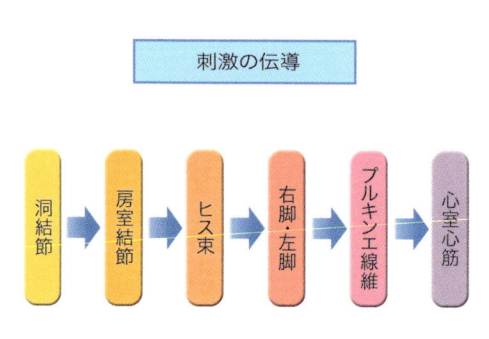

　心臓は筋肉でできたポンプで、ポンプを動かしているのは電気刺激です。電気刺激は、まず洞結節でつくられ、心房を介して房室結節へと伝わり、更に伝導路を伝わって心室全体に伝わっていきます。不整脈は、心臓に流れる電気の異常や、刺激がうまく伝わらないことによって起こります。

1. 心臓や血管の病気

⑤心不全

解説

　心臓は全身に血液を循環させるポンプです。心不全とはこの心臓のポンプ機能が低下して十分な血液が循環できなくなった状態です。原因となる疾患として、虚血性心疾患（狭心症・心筋梗塞など）、高血圧や各種弁膜症、甲状腺機能亢進症や貧血などがあります。

　症状としては左心不全では、肺循環にうっ血を起こし、呼吸困難となるため起坐呼吸（仰向けになって寝ると息苦しく、座位や立位で楽になる）となります。一方、右心不全では、体循環にうっ血が起こるため、浮腫の発生（特に夕方や活動後に下肢やくるぶしにむくみ）・静脈の怒張・肝の腫大（食後に膨満感・鈍痛）・消化管うっ血などがでてきます。

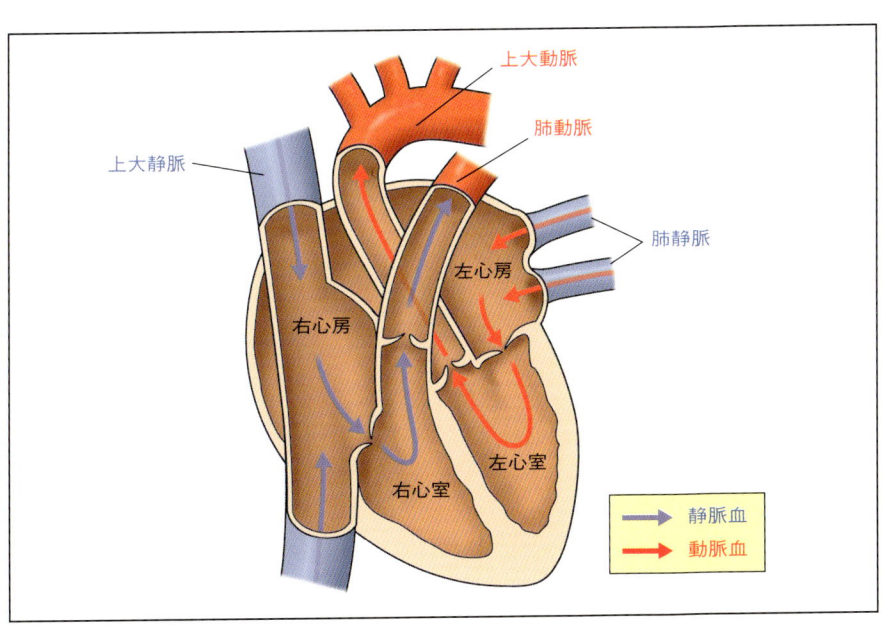

歯科治療上の注意点

①心不全は、血液循環の中心である心臓が疲労により機能不全を起こしている状態です。歯科治療による疼痛・不安・恐怖心でも、急性心不全で死亡する可能性もあります。特に感冒や感染症にかかっている時、心不全治療薬を飲み忘れている時、血圧が高い時、肉体的疲労時などには慎重に対処しなくてはなりません。

②心不全の患者さんは、利尿薬を服用していることが多い（血管拡張剤と併用）ため、該当患者さんには心不全を疑って対処した方がよいでしょう。

③最近の自覚症状（疲労感・息切れ・呼吸困難・むくみ）を確認し、症状があれば、無理をせず、治療を延期します。

④抗凝固・抗血小板薬を服用していることが多いので注意します。

☞ 心筋梗塞の項（P.21）参照

1. 心臓や血管の病気

⑥心臓弁膜症

解説

心臓の内部には心房、心室が左右にあり、それぞれの出口には血液が逆流しないように弁があります。この弁が炎症や外傷、一部先天的なものによって硬化、破損すると血液の流れが悪くなります（→ Column・7）。弁膜症には弁が癒合して狭くなり開く時に血液の流れが妨げられる狭窄症と、弁の閉鎖が不完全なために血液が逆流する閉鎖不全症があります。弁には大動脈弁、肺動脈弁、三尖弁、僧帽弁の4つがあります。

歯科治療上の注意点

歯科治療上の注意点としては、①普通に日常生活を送っている人の治療は問題なく行えますが、観血的処置の場合は、感染性心内膜炎の予防のための抗菌薬を投与します。②抗凝固・抗血小板薬を服用していることが多いので注意します。

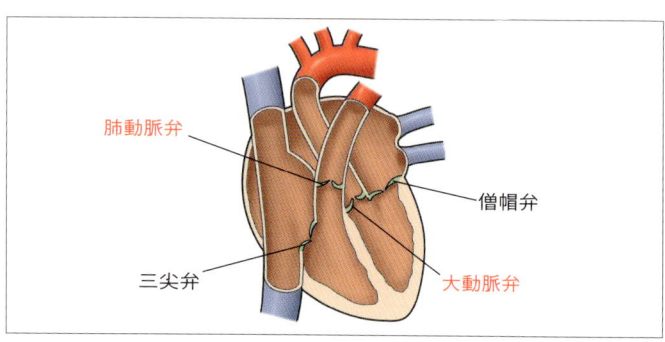

Column・7

先天性心疾患

赤ちゃんの120人に一人は心臓に異常を持って生まれてきます。心臓の先天異常が原因で起こる症状には次の二つが関係しています。ひとつは血液の流れが変わるか、別の経路ができること（シャント「短絡」）です。もうひとつは、閉塞などのために体に十分な血液の量が供給されないことです。

シャントでは、酸素に乏しい血液と、酸素に富んだ血液が混ざってしまい、結果的に酸素の少ない血液が流れることになり、体の色、特に皮膚と唇が青くなります。心臓異常の多くでは、この皮膚が青くなる状態（チアノーゼ）が特徴的です。チアノーゼは十分に酸素に富んだ血液が組織に届いていないことを示しています。ファロー四徴症、心室中隔欠損などが代表的な先天性心疾患です。

閉塞は、心臓弁や心臓からでていく血管でも起こります。肺動脈が狭くなったり（肺動脈弁狭窄）、肺動脈そのものの内側が狭くなったりする（肺動脈狭窄）ことによって、血液の肺への流れが妨げられます。大動脈弁が狭くなったり（大動脈弁狭窄）、大動脈そのものが閉塞する（大動脈縮窄）ことによって、動脈を通る血液の流れが妨げられます。

1．心臓や血管の病気

⑦心内膜炎（感染性心内膜炎）

解説

　心臓の内膜は心室、心房、および弁組織を覆う薄い膜でできています。細菌をはじめとした病原体が原因で起きる心内膜の炎症を言います。発熱、心雑音、点状出血、貧血などが起こります。

歯科治療上の注意点

①観血処置を行なう場合、血液の逆流のある患者や弁置換手術後の患者には感染性心内膜炎に対する予防として抗菌薬の術前投与を行ないます（経口で処置1時間前に1回分の抗菌薬の投与）。
②人工弁置換術後の患者はワルファリンを服用していますので、注意が必要です。

☞心筋梗塞の項（P.21）参照

⑧脳血管障害

◆脳梗塞

解説

　脳梗塞には、脳の動脈硬化により脳動脈の狭窄や血栓が作られ梗塞となる脳血栓（高齢者に多い）と、心臓、頚動脈、大動脈等にできた血栓などが脳血管に運ばれて閉塞する脳塞栓があり、これによりその部分の脳血流が途絶し、末梢が壊死します。壊死した部分の機能障害によって運動麻痺、失語症などさまざまな症状が出ます。

◆脳出血

解説

　高血圧が長く続くと動脈硬化が起こり、それにより脳内小動脈に生じた小動脈瘤などが形成されると血圧の上昇によって血管が破裂し、脳出血となります。動脈硬化とは、血管内膜に脂質が沈着し、加齢とともにアテロームを形成して内膜面から凹凸となり、そこをもとに血栓が形成、出血が起こり、内腔が次第に狭小化するものです。

歯科治療上の注意点

抗凝固薬や抗血小板薬を服用している場合が多いので、出血傾向に注意します。

☞心筋梗塞の項（P.21）参照

2. 造血器の病気

①貧血

解説

　赤血球は約120日サイクルで産生、破壊されています。貧血は何らかの原因で赤血球数、ヘモグロビン量が減少した状態で、赤血球の産生が減少する場合と破壊が亢進する場合に分けられます。

　産生の減少には主に月経開始に伴う思春期に多発する鉄欠乏性貧血（鉄が欠乏してヘモグロビンが作れない）、巨赤芽球性貧血（ビタミンB_{12}や葉酸が不足して赤芽球が成熟できない。悪性貧血）、再生不良性貧血（骨髄の造血能力が低下する）などがあります。

　破壊の亢進には溶血性貧血（赤血球の寿命がいろいろな理由で短くなる）などがあります。症状としては動悸、息切れ、めまい、頭痛などです。口腔内では粘膜が青白くなったり、舌乳頭萎縮による舌のヒリヒリ感、口角炎などが見られます。脳貧血とは原因が異なるので注意しましょう。

歯科治療時の注意点

　日常生活に特に問題がなければ歯科治療も問題ないと言えますが、動悸やめまい、息切れのある患者さんには注意します。

　再生不良性貧血の場合は、汎血球減少による易感染性のため、観血処置では抗菌薬の投与が必要になります。

Column・8

血漿は血液中の運び役

　血漿は血液の液体成分のことで、血漿に含まれているタンパク質は、その性質により大きく2つのグループ（アルブミンとグロブリン）に分けられます。

　血漿中にはタンパク質と結合した物質が非常に多く存在します。これは、物質を体の別の場所に運ぶ手段として非常に有効です。

　たとえば抗生物質を投与しても、血液中のアルブミンが少ないと、抗生物質を目的地に運んでくれません。抗生物質を投与しているのに、その効果が現れないというときは血中のアルブミンが減少していないか確かめる必要があります。消化器疾患などで、食事が十分にとれないと、栄養不良、脱水になり血中のアルブミンが減少することがあります。

2. 造血器の病気
②白血病

解説

　白血病は、白血球または成熟して白血球になる細胞が骨髄で増殖する悪性腫瘍です。白血球は骨髄の幹細胞から成熟化した細胞です。急性白血病では成熟した細胞に分化できない芽球で骨髄がいっぱいになり、正常な造血ができなくなるので、赤血球や血小板が産生できなくなります。このため貧血、易感染性、出血傾向が起こります。

　慢性白血病は幹細胞が腫瘍化したもので分化障害はなく、成熟した血球に分化できるため貧血などの症状は起こりません。急性化すると分化障害を起こすので、急性白血病と同じ重篤な症状になります。

歯科治療時の注意点

①急性期には歯科治療は行えません。
②出血傾向、易感染性、創傷の遅延に注意します。
③観血処置の場合、出血時間、血小板数を確認します。

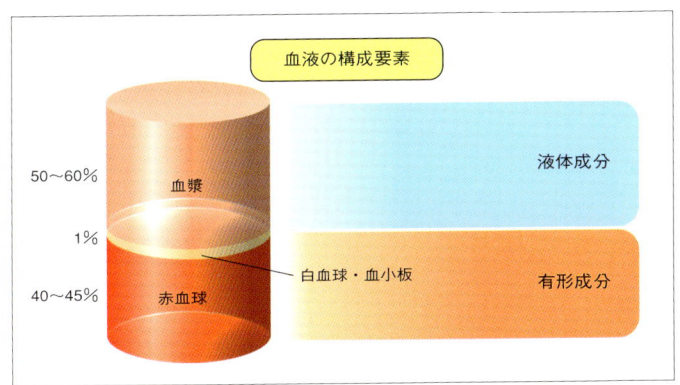

(→ Column・8、9)

Column・9

血液の成分

　人間の体は、体中の細胞へ酸素や栄養を届け、老廃物を排泄器官へ効率よく運ぶ必要があります。この運搬作業の担い手が血液です。

　血液中の細胞成分は血球のことで、赤血球、白血球、血小板の3種類があります。血液容積の約40～50％が赤血球です。つまり、血液の液体成分（血球ではない部分）は血液全体の50～60％しかないので、極めてドロドロした粘っこく、かつ固まりやすい液体であると言えます。「おしるこ」のような状態と思って下さい。

　血漿は血液の液体成分のことで、細胞外液に大量の蛋白質を加えたものです。

2. 造血器の病気
③血小板減少症

解説

通常血液1μlには、15万～35万個の血小板がありますが、血小板減少症とは10万個以下になった状態をさします。2～3万以下になると比較的小さな傷からも出血し、1万以下になると傷がなくても出血して危険な状態となります（→Column・10）。

骨髄における血小板の産生が抑制されるものと、末梢での消費や破壊の亢進によるものがあります。原因としては白血病、再生不良性貧血、HIVや特発性血小板減少性紫斑病、溶血性尿毒症症候群などの疾患があります。

歯科治療時の注意点

観血処置は病院歯科へ紹介するのがよいでしょう。そうでない場合は、十分に止血処置ができるよう準備をします。

Column・10

血液凝固のしくみ

一次止血：
出血が起きると傷ついた血管壁に血小板を粘着、凝固させます。

二次止血：
出血がきっかけとなりトロンボプラスチンが血液中で活性化されたり、血管外の組織に接触することにより活性化されることで、血液凝固反応が始まります。

活性化されたトロンボプラスチンは、血液中のプロトロンビンをCaイオンの助けを借りてトロンビンにします。このトロンビンは血漿中のフィブリノーゲンを活性化して繊維状のフィブリンにします。このフィブリンに赤血球や白血球が絡みつくことで、血餅が形成され、傷口がふさがれます。

この一連の反応を血液凝固反応と言います。

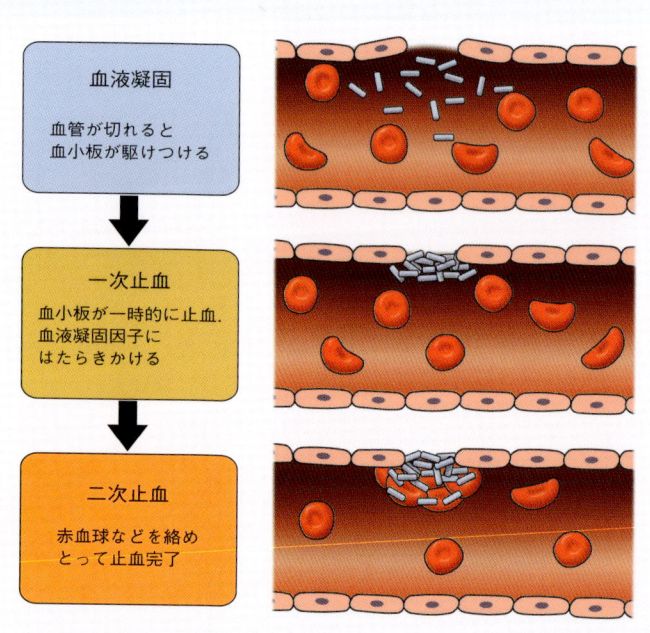

2. 造血器の病気

④顆粒球減少症

解説

　顆粒球とは白血球の細胞の一つ（→ Column・11）で、外部からの異物を排除する働きがあります。この顆粒球が減少した状態を顆粒球減少症と言いますが、顆粒球はほとんど好中球と言われる細胞で構成されることから、好中球減少症とも呼ばれています。

　好中球数が1,500/μl以下になった場合を好中球減少症と言い、500/μl以下になった場合を無顆粒症と言います。原因としては、再生不良性貧血、急性骨髄性白血病などの疾患や抗癌剤、放射線照射などがあります。

歯科治療時の注意点

　易感染性の状態ですから、観血処置の場合、抗菌薬の投与が必要になります。

Column・11

白血球の種類と働き

　白血球は、以下で構成されています。

①**顆粒球**：好中球、好酸球、好塩基球の3つからなりますが、そのほとんどが好中球です。顆粒球は、主に大型の細菌を飲み込んで消化し、化膿性の炎症を起こします。

②**リンパ球**：ウイルスや花粉、ダニなどの小さな敵（抗原）を攻撃し、免疫を作ります。リンパ球には、T細胞（攻撃の指令を出したり、敵に直接攻撃したりする）、B細胞（T細胞の指令を受けて抗体を作り、抗原を中和させる）、NK細胞（癌化した細胞を見つけて飲み込みます）からなり、それぞれの役割を果たしています。

③**マクロファージ**：外敵を丸ごと飲み込んだり、敵が侵入してきた時に、リンパ球や顆粒球に知らせる役割を持っています。

白血球の構成

- マクロファージ 約5%
- リンパ球 約35%
- 顆粒球 約60%

3. 肝臓や膵臓の病気

①肝炎

解説

主に肝炎ウイルスにより発症します。ウイルスにはA、B、C、D、E型があります。A、E型は水、食物を介して感染し、B、C、D型は輸血、血液の付着した針の刺入など、血液を介して感染します。症状として最初は感冒様症状が、続いて黄疸、倦怠感、発熱、嘔吐など消化器症状が現れます。B型、およびC型は慢性化することが多くあります。この他に過剰のアルコール摂取を長期間続けることにより発症するアルコール性肝炎があります。

歯科治療上の注意点

スタンダード・プレコーションに準じた対応が大切です（→ Column・13）

②肝硬変

解説

慢性肝炎が進むと肝細胞の破壊に伴い肝機能の低下、肝線維化に伴い門脈圧の亢進が起こります。この肝不全症状と門脈圧亢進が肝硬変の主な症状で、腹水貯留、食道静脈瘤破裂などの重篤な症状を引き起こします。

歯科治療上の注意点

肝機能低下により出血傾向が認められるため、観血処置に注意が必要です。また肝臓で代謝される薬剤の使用は避けた方がよいでしょう（→ Column・12）。

☞薬の項（P.56）参照

Column・12

肝疾患のある患者に対する抗菌薬の影響

肝で排泄される抗菌薬は血中半減期が延長します。また、抗菌薬による肝障害はアレルギー性反応によって生じる場合が多く、肝に直接作用して発生することは多くありません。比較的安全に使用できるものとして、ペニシリン系のアンピシリン（ビクシリン、ソルシリン）、セフェム系のセファクロル（ケフラール）が挙げられます。

3. 肝臓や膵臓の病気

③糖尿病

解説

　血糖がエネルギー源として利用されるためには、膵臓のランゲルハンス島β細胞から分泌されるインスリンというホルモンが必要です。糖尿病は、インスリンの分泌不足、またはインスリンの働きが悪くなり血糖値が高くなる状態を言います。糖尿病になると、ブドウ糖が十分にエネルギーとして利用されず、血液中に多く残ってブドウ糖濃度が高くなり、脂質や蛋白質などの代謝にも異常を起こします。糖尿病は比較的急速に全身の高度な「動脈硬化症」を引き起こします。また健常者に比べて歯科疾患（特にう蝕と歯周疾患）が高頻度に発症、進展すると言われています。高血糖状態が続くと口渇、多飲、多尿、倦怠感、体重減少が起きます。若年者、小児にも発症する原因不明のⅠ型と遺伝的素因、生活習慣に起因するⅡ型があります。

歯科治療上の注意点

①易感染性と創傷治癒不全に配慮して対応します。
②口腔ケア時の注意
　ブラッシング指導では歯肉を傷つけないよう、軟らかめの歯ブラシを選択します。よくうがいをして、口腔内を清潔に保つように努めます。
③歯科治療上の注意点
　治療前に患者、もしくは内科主治医から血糖コントロールの状況を確認し、緊急性の場合以外は高血糖時や体調不良時には、観血的処置を行わない方がよいでしょう。
④ 低血糖への配慮
　血糖値が60mg/dl以下に低下した状態を低血糖と言います。前駆症状として、あくび、冷汗、脱力感があり、低血糖に気づかず手当が遅れると昏睡（低血糖性昏睡）に陥り、死に至る場合もあります。これは、低血糖で脳細胞に十分なブドウ糖がいかなくなるためです。一般的に患者は薬物投与を病気の治療ととらえていますが、この場合の抗糖尿病薬の使用目的はブドウ糖処理に不足なインスリン量の追加です。それゆえ患者さんが食欲がないとか、時間の関係で朝食を食べずに注射だけをして来院すると、当然の事ながら低血糖を起こしやすくなります。この時いわゆる脳貧血様発作が起きると鑑別は面倒になりますが、インスリン注射などをしている患者では食事を摂ってきたかを問診すれば簡単に鑑別できます。糖尿病患者に対する時にはこの配慮が毎回の診療において必要不可欠です。
　しかし不幸にして、低血糖が起きた時には、ただちに飴をなめたり砂糖水を飲むか、ブドウ糖の静脈注射をします。大事なことは空腹時の治療を避けることです。

4. 呼吸器の病気

①気管支喘息

解説

気管や気管支の壁の収縮や気道の過敏性が亢進したりするために、炎症を起こし呼吸困難になる状態です。喘息の治療薬は、発作予防のために継続的に使用する薬と、発作時に使用する薬があります。また原因がアレルギーにある場合には、抗アレルギー薬も使用されます。

歯科治療上の注意点

①発作時の吸入薬を持参していることを確認する。発作時にはただちにそれを使用する。

②麻酔やタービンの音などによる緊張や恐怖感で発作を起こすことがあるため、ストレスを与えないようにします。

③のどの奥に水が溜まらないようにします。嚥下機能の低下している人もいるため、誤嚥に注意します。

④水平位では横隔膜が上がり苦しくなる場合があるので、チェアは起こして治療します。

⑤投薬時の注意点☞第3章注意して！薬の出し方、のみ合わせ（P.51）参照
　a．有名なのはアスピリン喘息ですが、ボルタレン、ロキソニンなどのNSAIDsによる喘息の誘発も報告されています。
　b．テオフィリン（代表的な喘息治療薬）を服用：14員環マクロライド（エリスロマイシン、クラリスロマイシン、ロキシスロマイシン）との併用で悪心、嘔吐や心拍数の増加、さらには痙攣から死に至ることがあります。

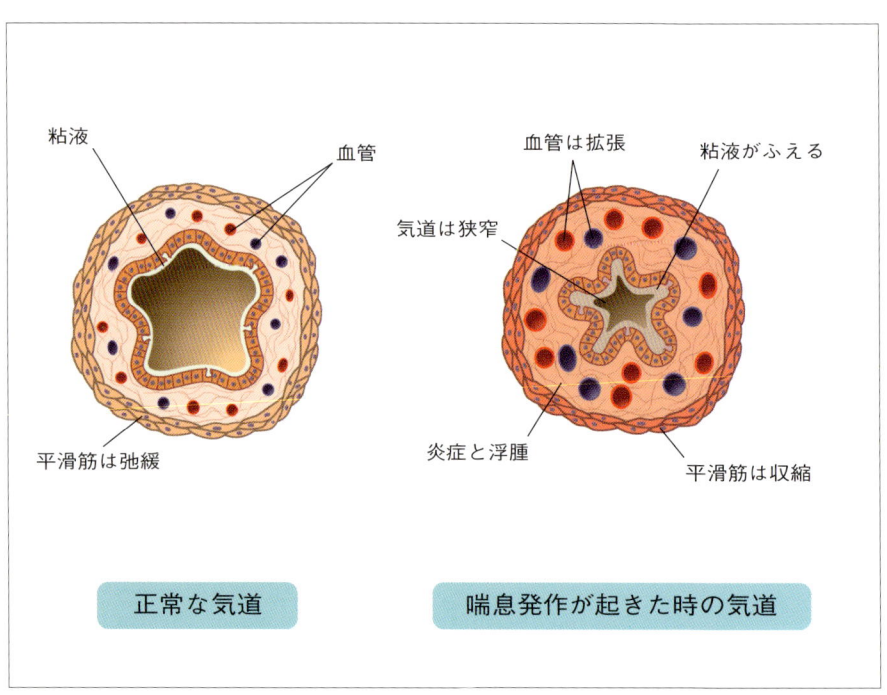

4. 呼吸器の病気

②肺結核

解説

結核菌の感染により肺に炎症が起こる感染症です。結核菌保有者が咳やくしゃみをした時に飛沫する結核菌を吸いこむことで起こる飛沫感染が原因です。

歯科治療時の注意点

問診が重要でBCG陽性の確認を担当医にします。また、治療時には感染防止のため、いわゆるユニバーサル・プレコーション（マスク、保護めがね、手袋の着用）を実施します。医療安全の立場からはさらに進んだスタンダード・プレコーションの実施が推奨されます（→ Column・13）。

③肺癌

解説

肺癌は、発生部位から分類すると、太い気管支に発生する肺門型肺癌と、末梢の細い気管支から肺胞に発生する肺野型肺癌があります。組織型から分類すると、小細胞癌と非小細胞癌（腺癌、扁平上皮癌、大細胞癌など）があります。

歯科治療時の注意点

抗癌剤の副作用による口内炎、下痢、白血球の減少による易感染性、血小板の減少による出血、赤血球の減少による貧血などへの対応が必要です。

Column・13

ユニバーサル・プレコーションとスタンダード・プレコーション

スタンダード・プレコーション（Standard Precaution）とは、院内感染予防の概念です。1996年に米国で発表されたものですが、この前提には、1985年に提唱されたユニバーサル・プレコーションの考え方があります。ユニバーサル・プレコーションはHIVの世界的な蔓延に対する予防策として考えられたもので、「推定される感染病態にかかわらず、すべての人びとの血液・体液は、感染性のあるものとして取り扱う」というものです。スタンダード・プレコーションは、「すべての患者の湿性生体物質は、感染の可能性があるものとして取り扱う」というもので、血液や体液に加えて、尿・便・病理組織・胎盤・抜歯（汗・唾液・涙液は除く）にまで対象物質が拡大され、歯科領域も含まれてきました。また、目的に医療従事者の職務感染を防ぐことだけでなく、患者を交差感染から守ることも追加されました。

5. 消化器の病気

①胃潰瘍、十二指腸潰瘍

解説

　胃液の消化作用で胃壁や十二指腸壁に潰瘍を作る状態で、胃酸やペプシンなどの攻撃因子と、粘膜の防御因子の不均衡が原因です。また、ヘリコバクター・ピロリ菌が再発や悪化の原因になっているようです。

歯科治療時の注意点

　歯科治療によるストレスで潰瘍を形成したり、出血を起こす可能性があるため、長時間の治療は避けます。また、投薬が必要な場合はプロドラッグなど胃腸障害の少ない薬剤を選択します。NSAIDsは使用禁忌です。

②消化管癌

解説

　胃癌、食道癌、大腸癌をさします。胃癌の外科手術後の副作用としては、ビタミンB_{12}の吸収不全（注射で投与）や、ダンピング症候群（急激に小腸に食物が流れ込むことによる急激な低血糖や発汗と振戦など）があります。
　化学療法による副作用としては、抗癌剤が細胞分裂の活発な細胞に強く作用するため、健康な細胞の中でも血液細胞（赤血球、白血球、血小板の減少）、毛根細胞（脱毛）、消化器上皮細胞（嘔吐、吐き気）が影響を受けます。

歯科治療時の注意点

　抗癌剤の副作用による口内炎、下痢、白血球の減少による易感染性、血小板の減少による出血、赤血球の減少による貧血などへの対応が必要です。

Column・14

ビスフォスフォネート製剤について

　ビスフォスフォネート製剤（商品名：ボナロニなど）は、破骨細胞の働きを抑え、骨量の増加と骨折予防効果を期待し、悪性腫瘍や骨粗鬆症などに使用されます。外科処置にとどまらず、スケーリング・ルートプレーニングなどにおいても顎骨壊死のリスク増大につながります。特に経口投与では、3年以上、静注使用ではさらにリスクが高くなります。そこで歯科治療においては、ビスホスホネート製剤使用者が来院した時には、十分な問診と慎重な対応が必要となります。高リスク患者には、可能な限り外科処置を避け、代替の歯科治療を選択するか、病院歯科または口腔外科を紹介するとよいでしょう。

6. 泌尿器の病気

①腎不全と人工透析

解説

　腎には、老廃物の排泄機能（→ Column・15）、体液調節機能、水・電解質（Na、K、Ca、Cl）の代謝機能および酸・塩基平衡調節機能などがあります。これらの腎機能が急激な低下、ないし廃絶により体液の恒常性を維持できなくなった状態を急性腎不全、また慢性腎疾患により腎機能が持続的に低下し、体液の恒常性を維持し得なくなった状態を慢性腎不全と言います。

　そして、腎不全のため引き起こされる尿毒症状態を生体膜、または高分子膜を利用して体外に除去し、内部環境の異常を是正する治療法を透析療法と呼びます。

歯科治療上の注意点

①易出血性のため、観血処置には注意が必要です。
②易感染性のため、感染予防が必要です。特に糖尿病を併発している人には注意が必要です。
③透析患者の場合には、人工透析にヘパリンを使用するので当日の観血処置は禁忌です。
④高血圧症合併患者に注意が必要です。
⑤抗菌薬は一般的にはセフェム系が安全です。
⑥腎疾患のある患者に対する抗菌薬の投与は、排泄不良による蓄積、腎組織への障害作用によって副作用が強く現れます。

Column・15

排泄

　消化管から吸収された栄養素は血管を通って全身に送られ、最終代謝産物は排泄されます。

　例えば、二酸化炭素は肺から捨てられます。ビリルビンは肝臓から胆汁中に捨てられます。その他の老廃物はほとんどが、腎臓から尿中に捨てられます。

　尿中の尿素は蛋白質が分解された代謝物です、その他の老廃物には、核酸（DNAなど）の代謝産物の尿酸があります。

　腎臓からは老廃物に限らず、過剰な水分や塩分も捨てられています。私たちが適当に水分や塩分を摂取しても、腎臓が体に必要な水分と塩分だけを残し、過剰な分はすべて尿に捨てられています。

　生理学的定義に従うと、大便は排泄物ではありません。なぜなら、便は経口摂取物の単なる残りカスであり、代謝産物ではないからです。

7. その他の病気

①甲状腺機能亢進症

解説

甲状腺機能亢進症、いわゆるバセドウ病は、①眼球突出、②甲状腺浮腫、③頻脈などが三大症状です。

歯科治療時の注意点

①甲状腺機能が正常範囲でコントロールされているかを確認します。
②副腎皮質ホルモンを内服している場合は、感染、外科処置などのストレスがかかる時に副腎皮質ホルモンの内服量を増量します。

②橋本病

解説

甲状腺ホルモンの合成低下や反応性の低下によって起こる疾患の代表が橋本病です。新陳代謝が低下し、無気力で頭の働きが鈍い、忘れっぽい、寒がりで皮膚の乾燥、体全体がむくみ、眠気などの症状があります。

歯科治療時の注意点

①甲状腺機能が正常範囲でコントロールされているかを確認します。

③アレルギー体質

解説

アレルギーとは、免疫反応が特定の抗原に対して過剰に起こることをいいます。免疫反応は外来の異物（抗原）を排除するために働く、生体にとって不可欠な生理機能です。アトピー性皮膚炎、アレルギー性鼻炎（花粉症）、アレルギー性結膜炎、アレルギー性胃腸炎、気管支喘息、小児喘息、食物アレルギー、薬物アレルギー、じん麻疹など。

歯科治療時の注意点

①アレルゲンを確認します

7. その他の病気

④悪性腫瘍（癌）

解説

　癌という病気は他の病気とは異なり、次のような特徴を持ちます。
①発病初期に症状が現れることが多い。
②細胞が突然変異を起こし、無制限に増殖する。
③癌細胞は周囲の正常な細胞を弱らせる。
④癌細胞は、全身のどこへでも転移する。
⑤癌腫と肉腫に大別できる。

歯科治療時の注意点

　抗癌剤の副作用による口内炎、下痢、白血球の減少による易感染性、血小板の減少による出血、赤血球の減少による貧血などへの対応が必要です。

⑤パーキンソン病

解説

　パーキンソン病は、中脳黒質ニューロンでのドーパミン代謝が低下するために起こります。症状としては、手の細かい振戦、筋肉・関節のこわばりによる能面様無表情、前かがみ小幅歩行、歩きだしたら止まらない、方向転換が難しいなどです。

歯科治療時の注意点

①緊張により、振戦などが強くなるので、注意します。
②抗コリン薬、L-ドーパミン剤などが投与されているので、循環器系（心拍数、血圧の変動など）の変化に注意します。

7. その他の病気

⑥アルツハイマー病

解説

　認知症の50%はアルツハイマー型、20%が脳血管性、レビー小体型が20%といわれ、45～65歳に発病する大脳の萎縮性疾患で、痴呆に伴う失語、失行、失認が見られます。進行すると意欲低下、自発性消失、幻覚・妄想・情緒障害などの症状が現れます。

歯科治療時の注意点

①現在の状態を主治医に照会し、慎重に行います。
②治療計画、治療上の注意点については、第三者を介在させ、説明します。

⑦ 膠原病

解説

　膠原病は自己免疫性疾患で、結合織の炎症や変性を主体とする疾患群です。たとえば関節リウマチ(RA)、全身性エリテマトーデス（SLE）があげられます。

歯科治療時の注意点

①治療には多くの場合、ステロイドを使用しているため、感染に注意します。

第2章

医科の検査値、ここを見る、こう考える

　臨床検査値は、病気の診断、治療、早期発見や予防のために大切な資料です。歯科で患者さんの内科的疾病を治すわけではありませんが、歯科治療上、問題となりそうな疾患について主治医に照会した際、あるいは内科医からの紹介状を受け取った場合に病態がどのようなものかを把握しなくてはなりません。本章では、恒常性に関係のある疾患について検査値の読み方を解説しました。

血液一般検査 | 血液生化学検査 | 血圧 | 心電図検査 | 体調を知るための成人の人体標準値 | 要チェックの疾患別検査項目

歯科治療に生かしたい検査値の読み方
検査値の基礎知識

臨床検査は病気の診断や治療だけでなく、病気の早期発見や予防にとって大切な手段です。歯科では患者さんの内科的治療をするわけではありませんが、歯科治療上、問題となりそうな疾患について主治医に照会する時、あるいは内科医からの紹介状を受けとった場合に、患者さんの今の病態がどのようなものかを把握する必要があります。

臨床検査には、血液学的検査、凝固系検査、生化学検査、尿検査、便検査、免疫学的検査、組織学的検査など様々なものがありますが、ここでは私たちが患者さんを診る時に必要な一般的検査＝血液生化学検査、血液一般検査、血圧、心電図、人体標準値などの、検査値を読み解くために必要な基礎知識をまとめました。ただし、検査値の基準範囲は各検査機関により多少の違いがあります。参考にする場合は個々に確認してください。

1. 血液一般検査

検査項目	基準値	検査でわかること
①赤血球＜RBC＞ （Red Blood Cell Count）	男性：420〜530万個/μl 女性：380〜490万個/μl	赤血球数が男性では、350万個/μl以下で女性では300万個/μl以下に減少すると、酸素の運搬能力が低下し、全身の組織細胞が酸欠状態になって貧血となる。

＜検査の意義＞
　血液成分の大部分を占める赤血球は、ヘモグロビンを介して全身の組織細胞に酸素を運び、そこで不要になった二酸化炭素を運び出す働きをしている。毎日4、5万個が脾臓や肝臓で壊される一方で、同量の新しい赤血球が骨髄で生産されているが、何らかの原因でこのバランスが崩れると、数に変化が現れる。

検査項目	基準値	検査でわかること
②ヘモグロビン＜Hb＞ （Hemoglobin）	成人男性：14〜18g/dl 成人女性：12〜16g/dl	ヘモグロビンは赤血球の成分であるため、普通赤血球が減ると、それに連動してヘモグロビンも減少する。低値、高値の意味は赤血球と同様と考えてよい。最低値が11g/dl以上なら問題ない。男女とも10g/dl未満では注意が必要で、7〜8g/dl未満では抜歯禁忌である。

＜検査の意義＞
　ヘモグロビン（血色素）は赤血球に含まれる成分で、全身の細胞組織への酸素や二酸化炭素の運搬役を果たしている。この検査は、ヘモグロビンの量を測定し、血液の酸素運搬機能の高低を推測するものである。

検査項目	基準値	検査でわかること
③ヘマトクリット値＜Ht＞ (Hematocrit)	成人男性：36〜48％ 成人女性：34〜43％	ヘマトクリット値は赤血球数と連動しており、ヘマトクリット値が異常値を示す時は赤血球数の異常の場合と同様の疾患が考えられる。ヘマトクリット値が30％以下、ヘモグロビン量が11g/dl以下の場合は観血処置は控え、内科的治療が必要である。

＜検査の意義＞
　全血液中に占める赤血球の割合を、ヘマトクリットという。ヘマトクリット値は、赤血球数、ヘモグロビン量とともに、貧血の診断に不可欠である。

検査項目	基準値	検査でわかること
④血小板＜PLT＞ (Platelet)	13万〜25万個/μl	血小板数が10万個/μl以下、あるいは50万個/μl以上の場合は、止血機能に異常をもたらす重い病気が隠されていることが多く、血液内科での精密検査を要する。

＜検査の意義＞
　血小板は、血液中に含まれる有形成分の1つで、血管が損傷して出血するとその部分にくっついて血液を凝固させ、血栓を形成して出血を止める役割を果たしている。そのため、血小板の数が減少したり、血小板の血液凝固機能が低下したりすると出血傾向となる。

検査項目	基準値	検査でわかること
⑤プロトロンビン時間＜PT＞ (Prothrombin Time)	11〜15秒（正常対照との差2秒以内）	出血傾向の判断になる。PT延長は、凝固因子の欠乏、低下や肝障害、DICなどで起こり、PT短縮は血栓性静脈炎などで起こる。

＜検査の意義＞
　プロトロンビンは、止血の中心的な役割を果たす血液凝固因子の1つで、この検査は、出血してから肝臓でプロトロンビンが作られるまでの時間を測定するものである。用いるトロンボプラスチン試薬により測定値が異なるため、凝固時間そのものを秒で表した値に、必ず正常対照値を併記する。
注）PT－INRのINRは、international normalized ratioのこと（使用した試薬の活性を、国際標準品と比較した数値をISIとして、測定したPT比にISIを乗じた値がINRとなる）。

検査項目	基準値	検査でわかること
⑥出血時間＜BT＞ (Bleeding Time)	Duke法（耳朶切創）：1〜5分 Ivy法（上腕切創）：2〜8分	出血の時間が基準値の範囲を超える場合は異常と診断されるが、そのほとんどは血小板数の減少による延長である。

＜検査の意義＞
　出血してから血液が自然に止まるまでの時間を測定するもので、止血現象を総合的に検査する方法である。通常、血小板数の検査と組み合わせて行われる。

血液一般検査

検査項目	基準値	検査でわかること
⑦白血球数＜WBC＞ (White Blood Cell Count)	4,000～8,000/μl	白血球数が10,000～20,000/μlに増える場合は、感染症、炎症である（高齢者では増加しないこともある）。白血球数が20,000/μlを超えるような場合には、白血病、敗血症などが疑われる。白血球数の減少が見られる疾患としては、ウイルス感染症、再生不良性貧血や白血病などが挙げられる。

＜検査の意義＞
　白血球は、生体の恒常性を維持する上で重要な働きをする細胞で、体内に細菌や異物が侵入して炎症などを起こした場合や白血病などで増加が見られる。骨髄の働きが低下したり、古くなった白血球を壊す脾臓の働きが異常に亢進した場合には、逆に減少する。

検査項目	基準値	検査でわかること
⑧白血球像＜分画＞ (Differential Count of Leukocytes)	好中球　：40～60％ 好酸球　：1～5％ 好塩基球：0～1％ 単　球　：4～10％ リンパ球：30～45％	好中球が極端に減少すると、重篤な感染症にかかりやすくなるため、細心の注意が必要である。特に白血球数で3,000/μl以下、好中球数で1,500/μl以下では歯科治療で注意が必要。白血球数で2,000/μl以下、好中球数で1,000/μl以下では抜歯禁忌。

＜検査の意義＞
　白血球は、有害物質から体を防御する働きをしているが、白血球を更に詳しく調べると、好中球、好酸球、好塩基球、単球、リンパ球の5種類の分画に分けられる。
　各分画は、形ばかりでなく、働きも個々に違い、疾患により増減する分画が異なる。
a．細菌などを貪食・殺菌する好中球、単球
b．免疫をつかさどるリンパ球、単球
c．主にアレルギー反応に関与する好塩基球、好酸球
　血液を採取し、白血球各分画の割合をパーセントで表す。白血球数の変化は、分画のいずれかの増減が原因になっているが、そのほとんどは好中球の変動によるものである。

検査項目	基準値	検査でわかること
⑨赤沈（赤血球沈降速度） ＜ESR＞ (Erythrocyte Sedimentation Rate)	男性：1～7mm/h 女性：3～11mm/h	20mm/h以上の高値、あるいは1mm/h以下の低値は何らかの異常を示すサインである。

＜検査の意義＞
　赤血球がくっついて塊になる速度は、赤血球の濃度、血漿中のタンパクの種類などにより異なる。これを利用した検査が赤沈（赤血球沈降速度）で、1時間で赤血球がどのくらい沈むかを測定した赤沈値により、血液成分の異常や炎症の程度などの補助的診断を行う。一般的には「血沈」と呼ばれることが多い。

2. 血液生化学検査

検査項目	基準値	検査でわかること
① AST＜GOT＞ ALT＜GPT＞	AST： 9～33IU/l　8～40Karmen 単位 ALT： 4～50IU/l　5～35Karmen 単位	ALT(GPT)の高値は肝障害を示すが、AST(GOT)では肝疾患以外にも心筋梗塞などの心筋障害、骨格筋障害、あるいは溶血でも高値を示す。歯科医院での抜歯禁忌値は AST：200 以上、ALT：200 以上。

＜検査の意義＞

　AST(GOT：グルタミン酸オキサロ酢酸トランスアミナーゼ)、ALT(GPT：グルタミン酸ピルビン酸トランスアミナーゼ)は、ともにアミノ酸を作る働きをするアミノ基転移酵素である。全身の多くの細胞の中に含まれており、細胞が変性、破壊された際に血中に逸脱し血中濃度が上昇することから逸脱酵素とも呼ばれている。AST(GOP)は肝臓のほか心筋、骨格筋、腎にも多く含まれており、これらの臓器の障害で血中濃度が上昇するが、ALT(GPT)は肝臓に特異性があるため肝細胞の変性や障害に敏感に反応する。これらの検査は特に肝臓疾患の診断にかかせないものになっている。

検査項目	基準値	検査でわかること
② 乳酸脱水素酵素＜LDH＞ (Lactate DeHydrogenade)	230～440IU/l	低値はあまり問題にされず、高値を病的な異常値と考える。LDH は年齢、運動、妊娠などでも変動するので１回の測定値だけでは判断できない。

＜検査の意義＞

　LDH(乳酸脱水素酵素)は、体に吸収されたブドウ糖がエネルギーに変わる時に働く変換酵素である。全身のあらゆる細胞に含まれているが、特に肝臓、心臓、赤血球、筋肉に多く、これらの細胞組織が障害を受けるとLDHが出てきて血中濃度が上昇する。この検査は肝臓疾患、心臓疾患、血液疾患、悪性腫瘍などのスクリーニングに利用される。

検査項目	基準値	検査でわかること
③ LDL コレステロール (Low Density Lipoprotein-cholesterol)	60～120mg/dl	LDL コレステロールの高値は心筋梗塞、脳血栓症、高脂血症などの動脈硬化性の病変を引き起こす可能性を示唆する。

＜検査の意義＞

　コレステロールは血液中では遊離コレステロール、またはコレステロールエステルの形をとり、アポタンパクと結びついてリポタンパクとして存在する。これを遠心分離器にかけると、比重の違いで、低比重タンパクのLDL、高比重タンパクのHDLなどに分かれる。LDLに含まれるコレステロールをLDLコレステロールという。コレステロールのうちLDLが約75％を占め、HDLは約25％である。LDLコレステロールは多すぎると血管に沈着して動脈硬化を引き起こすことから、俗に悪玉コレステロールと呼ばれている。この検査は動脈硬化性疾患の危険因子の有無を調べる検査として検診や人間ドックでも必ず行われる。

血液生化学検査

検査項目	基準値	検査でわかること
④ HDL コレステロール (High Density Lipoprotein-cholesterol)	40〜80mg/dl	HDL コレステロールは低値が異常値と考えられるが、食事(アルコール、低脂肪食)、運動、体重減少、妊娠などによって高値を示すことがある。

<検査の意義>
　HDL コレステロールは、動脈内壁に蓄積された LDL コレステロールを取り除き動脈硬化を防ぐ働きがある。俗に善玉コレステロールと呼ばれている。

検査項目	基準値	検査でわかること
⑤ クレアチニン＜Cr＞ (Creatinine)	酵素法　男性：0.61〜1.04mg/dl 　　　　女性：0.47〜0.79mg/dl	クレアチニン産生量は筋肉量と大きく関係しているため、腎機能を正確に反映しないこともあり、診断にあたっては他の検査結果なども合わせてみる必要がある。高値の場合は濾過率の低下として糸球体腎炎、腎不全などの腎機能障害や前立腺肥大、腎臓結石などの尿路閉塞性疾患が考えられる。また、筋細胞の増加、脱水などでも高値になる。低値は尿崩症、妊娠などによる排出量の増加、長期臥床の高齢者、筋ジストロフィー、甲状腺疾患による筋萎縮、肝障害によるタンパク産生障害が考えられる。歯科治療に注意を払うべき値は男性：1.04mg/dl 以上、女性：0.79mg/dl 以上。

<検査の意義>
　クレアチニンは、筋肉を構成するタンパクがエネルギーとして使われた後に残る最終物質である。筋肉内のクレアチニンとクレアチニンリン酸より肝臓で合成され、腎臓の糸球体より濾過されて尿中に排泄される。血清クレアチニンは血液中に放出されたクレアチニン量を測定するもので、クレアチニンは尿細管での再吸収や分泌が少なく、糸球体濾過機能に鋭敏に反応するため、腎機能を評価する指標として重要な検査である。

検査項目	基準値	検査でわかること
⑥ 血清総タンパク＜TP＞ (Total Protein)	6.0〜8.0g/dl	高値の場合は多発性骨髄腫や脱水(見かけ上の高値)を、低値では肝炎や肝硬変などの肝疾患、ネフローゼ症候群、タンパク漏出性胃腸症、重症下痢、慢性炎症、悪性腫瘍、または栄養障害を疑う。抜歯禁忌値は 6.0g/dl 以下。

<検査の意義>
　食べ物から栄養として摂取されたタンパク質は消化管内で消化されてアミノ酸に分解され、血管を通じて肝臓に運ばれる。ここで解毒処理された後、体に必要なタンパクに合成され体内で利用される。血清中に含まれるタンパクを総称して血清総タンパクと言い、栄養状態の指標となる。
　血清タンパクにはアルブミン、リポタンパク、糖タンパク、補体、免疫グロブリンなど多くのタンパクが含まれる。免疫グロブリンは肝臓では作られない。いずれにしても体内で合成され続ける一方で壊れていくものもあり、常に一定の平衡状態が保たれている。肝疾患でタンパクが合成されなくなったり、ネフローゼ症候群などの腎疾患でタンパクが失われたり、また口から栄養が摂取できないなど栄養障害をきたした場合に血清総タンパクは低下する。

検査項目	基準値	検査でわかること
⑦アルブミン＜Alb＞ (Albumin)	3.7～5.2g/dl （Tiselius法では1.2g/dl） （濾紙法では1.6～1.9g/dl）	アルブミンは高値を示すことはない。低値の原因として、①栄養摂取の低下や消化管における吸収障害②肝における合成障害③炎症における消費の亢進④腎や消化管からの漏出などがある。血清総タンパクと同様に低値の場合、肝炎や肝硬変などの肝疾患、タンパク漏出性胃腸症、重症下痢、ネフローゼ症候群を疑う。抜歯禁忌値は、3.0g/dl以下。

<検査の意義>
　アルブミンは血清タンパクのひとつである。血清タンパクは電気泳動法によりアルブミン、$α_1$-グロブリン、$α_2$-グロブリン、$β$-グロブリン、$γ$-グロブリンの5つの分画に分かれる。この電気泳動のパターンの変化で特有な疾患や病態を診断することができる。アルブミンは全体の6～7割を占めている。

検査項目	基準値	検査でわかること
⑧C反応性タンパク＜CRP＞ (C-Reactive Protein)	陰性(定性法) 0.03mg/dl(定量法)	CRPが高値となる場合は感染症、膠原病の活動期における多臓器障害性炎症、虚血性心疾患や悪性腫瘍による組織破壊などが考えられる。抜歯禁忌値は、10mg/dl以上

<検査の意義>
　CRPは肺炎球菌の一成分であるC分画と反応するタンパク質の一種である。正常血中にはほとんど存在せず、体内に炎症や組織の損傷、破壊が起こった場合に12～24時間以内に血清中に現れる。そして疾患の快方に向かって速やかに消失する。この検査は炎症や組織の破壊、損傷の有無、活動性、重症度を示す指標として、現在最も信頼されている。治療効果を鋭敏に反映することから病気の経過観察、予後の判定にも不可欠である。また、狭心症と心筋梗塞の鑑別にも用いられる。

検査項目	基準値	検査でわかること
⑨尿素窒素＜BUN＞ (Blood Urea Nitrogen)	8～20mg/dl	腎機能が障害を受けると血液中の尿素窒素の濃度が高くなり高値を示し、低値はアンモニアから尿素が作られない肝不全などの場合に見られる。ただし異常値は、タンパク質や水分の摂取状況や脱水症状、発熱、貧血、消化管出血の有無などに関係するため、それらをチェックする必要がある。抜歯禁忌値は、60mg/dl以上。

<検査の意義>
　尿素はタンパク質がエネルギーとして使われた後の最終代謝物質である。主として肝臓でアンモニアから合成されて血中に入り、腎臓の糸球体でろ過され一部再吸収を受け、残りは尿中に排泄される。体液中の尿素の濃度はほぼ等しく、血液中の尿素に含まれる窒素分のことを血液尿素窒素という。この検査は、腎機能や肝機能(タンパク代謝)の障害をチェックする代表的な検査項目のひとつになっている。

血液生化学検査

検査項目	基準値	検査でわかること
⑩血糖＜BS＞ （Blood Sugar）	空腹時：65～105mg/dl （126mg/dl以上で糖尿病と診断）	血糖が高い場合は、食事性か、採血時間に間違いはないか(空腹時かどうか)、ストレスか、運動の影響はないか、などを考える。著しい高値か低値の場合は、脱水を伴う高血糖か、意識障害を伴う低血糖などの状況を考慮する。また、持続的に低い場合はインスリンの過分泌を考える。抜歯禁忌値は、空腹時：140mg/dl以上。

＜検査の意義＞

　血糖は、血液中のグルコース濃度(糖の濃度)を測定するもので、糖尿病の診断など日常で大切な検査である。100mlの血液中に約100mgというわずかな糖分があるのが正常で、200mgになると全身に影響が出てくる。血糖はホルモンによって調節され、低下させるのはすい臓のβ細胞で合成され分泌されるインスリンしかない。多くのホルモンは血糖を上昇させる。すい臓のα細胞で作られるグルカゴン、副腎で作られるコルチゾル、カテコラミンなどが代表的なものである。

検査項目	基準値	検査でわかること
⑪ HbA1c (Hemogrobin A1c)	4.3～5.8％	この検査は糖尿病かどうかを診断するのが主目的ではなく、すでに治療中の糖尿病患者の血糖コントロールの目安とするためのもの。抜歯禁忌値は、8％以上（Poor Control）。

＜検査の意義＞

　赤血球の中のヘモグロビンと血液中のブドウ糖が結合したものをグリコヘモグロビンと言う。グリコヘモグロビンは、HbA1とHbA2があるが、HbA1は血糖値が高い状態が続くと比例して高くなる。HbA1はさらにHbA1a、HbA1b、HbA1cに分かれるが、糖尿病では特にHbA1cが上昇する。赤血球の寿命は通常120日であるため、HbA1cは現在の状態ではなく過去1～2カ月の血糖レベルを示す。血糖値は測定する時間(空腹時や食前、食後など)で変化するが、HbA1cに大きな変化はない。

検査項目	基準値	検査でわかること
⑫脳性ナトリウム利尿ペプチド＜BNP＞ (Brain Natriuretic Peptide)	18.4pg/ml	高値を示す疾患として急性心不全、慢性心不全、狭心症、急性心筋梗塞、腎不全、高血圧症、弁膜症などがある。歯科治療上注意を払うべき値は、40pg/ml以上。抜歯禁忌値は、200pg/ml以上。

＜検査の意義＞

　脳性ナトリウム利尿ペプチド（BNP）は環状構造を有する32個のアミノ酸残基から構成され、心房性ナトリウム利尿ペプチド（ANP）に引き続き、第二の利尿ペプチドとして豚の脳から単離同定されている。主として心室から分泌され、血管拡張作用、利尿作用を持ち、体液量や血圧の調整に重要な役割を果たしている。健常人における血漿中BNP濃度は、極めて低く、慢性および急性心不全患者では重症度に応じて著明に増加する。BNPの測定は心不全の病態の把握に重要な意義を持っている。

3. 血圧

検査項目	基準値	検査でわかること
血圧＜BP＞ （Blood Pressure）	140/90mmHg 未満	血圧が高い状態を放置しておくと、脳出血、脳梗塞、狭心症、心筋梗塞、腎不全、大動脈瘤などのリスクが高くなる。血圧は測定時の心理状態や測定条件などで左右されるため、1回の測定で結論を出すのではなく、何回か測定した結果から判定することが重要である。

＜検査の意義＞

　血圧とは、心臓から押し出された血液が血管内壁に与える圧力のことで、心臓の機能や血管の状態を表す重要な指標となる。

　心臓が収縮して血液を動脈に送り出すときの圧力を収縮期血圧（上の血圧、最高血圧）、心臓が拡張して血液をためる間の圧力を拡張期血圧（下の血圧、最低血圧）という。血液の流れが悪くなると心臓は強い圧力で血液を押し出すようになる。血液の流れを悪くする主な原因に塩分がある。塩分をとると濃度を下げるために血液が増加する。また、食塩中のナトリウムには血管を収縮させる働きがある。血管が細くなったところに大量の血液を流すため、血圧が上がり、この状態が続くと血管壁が厚くなる。

4. 心電図検査

検査項目	検査でわかること
心電図検査＜ECG＞ （Electrocardiogram）	心電図で最初に現れるP波は、心房の収縮によって生じる波である。QRS波は、心室の筋肉収縮で生じる波である。 PQ時間は心房から心室への伝達時間、ST部は心室の収縮から回復する過程、QT時間は電気的収縮時間を表す。このように、心電図に描かれる波形は、各部位に対応したものになっており、異常がある場合は、下記のように特徴のある波形図となる。 【狭心症の心電図】労作性狭心症では、発作時にST部の下降が見られる。安静時狭心症では、ST部の上昇が見られる。 【心筋梗塞の心電図】急性心筋梗塞では、まずST部が上昇し、その後、異常Q波や深いT波が現れる。 【高血圧などに伴う心肥大(左心室肥大)の心電図】 QRS波が上昇する。 【不整脈の心電図】洞房ブロックの刺激伝導異常では、P波もQRS波も出現しない。房室ブロックの刺激伝導異常では、P波とQRS波が無関係に一定の間隔で現れる。心室性期外収縮では、本来と違うリズムで収縮が起こったり、通常と異なる波形が現れたりする。

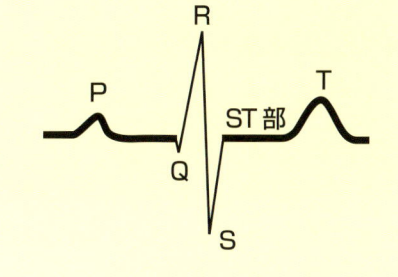

＜検査の意義＞

　心電図検査は、この心臓の電気的な変化を身体表面でとらえて記録するもので、心電図を見れば心臓の異常部位を推測できる。不整脈、虚血性心疾患（狭心症、心筋梗塞など）、高血圧に伴う心肥大、心筋症、心膜炎などの心臓病の診断、病状把握には欠かせない検査である。

　広く行われている検査の方法は、安静時心電図検査である。安静時の心電図に異常波が認められた場合、あるいは安静時の心電図が正常でも胸の痛みなど狭心症が疑われる症状がある場合は、運動負荷心電図検査やホルター心電図検査が行われる。

5. 体調を知るための成人の人体標準値

貧血、甲状腺性機能亢進症、うっ血性心不全の時ばかりではなく、健康な人でも発熱、精神的緊張、疼痛刺激によって頻脈が起こります。また除脈も脳貧血の時だけでなく、健康人でも睡眠時に、またスポーツ選手にも見られます。発熱も精神的興奮時や脱水時、感染時にも起こります。このように人体の標準値を知っておくことで、その時の体調の変化をも窺い知る一助になるのです。

項目	成人	小児
①体温	36℃〜36.9℃ 口腔温はやや高い。午前4〜6時頃が最も低く、午後2〜7時頃が最も高い。	37℃
②呼吸数	15〜20回/分	2〜5歳　20〜30回/分 10〜12歳　18〜20回/分
③脈拍	60〜80回/分	2〜5歳　100回/分 10〜12歳　90回/分
④一日の尿量	1500ml/日	2〜5歳　700ml/日 10〜12歳　1300ml/日
⑤睡眠時間	7〜8時間	1〜2歳　13〜14時間 6〜13歳　9〜11時間

項目	女性					男性				
⑥一日のエネルギー所要量（男女別、年代別、労働別の摂取カロリーの目安）		軽い	中程度	やや重い	重い		軽い	中程度	やや重い	重い
	20代	1,800kcal	2,000kcal	2,400kcal	2,800kcal	20代	2,250kcal	2,550kcal	3,050kcal	3,550kcal
	30代	1,750kcal	2,000kcal	2,350kcal	2,750kcal	30代	2,200kcal	2,500kcal	3,000kcal	3,500kcal
	40代	1,700kcal	1,950kcal	2,300kcal	2,700kca	40代	2,150kcal	2,400kcal	2,000kcal	3,400kcal

軽い：　　デスクワーク、家にいる主婦など
中程度：　立ち仕事や営業
やや重い：1日1時間程度運動する人、農業、漁業などの仕事をしている人
重い：　　1日1〜2時間激しい運動をする人。建設業・宅配業など

項目	標準	判断基準
⑦体重	標準体重＝身長(m)²×22　　例えば、身長170cmの場合は、1.7×1.7×22＝63.6kg これが標準体重。 注）ここで22という数字は、体重÷身長の二乗がこの値の時、病気になる確率が最も低いという疫学調査から導き出された。この値はボディマス指数（BMI）といわれる。 BMI＝体重（kg）÷身長(m)² BMIによって肥満かどうか、またその度合が分かる。	BMI 18.5未満　　　やせ 18.5〜25　　　正常 25〜30未満　　肥満Ⅰ 30〜35未満　　肥満Ⅱ 35〜40未満　　肥満Ⅲ 40以上　　　　肥満Ⅳ

歯科治療に生かしたい検査値の読み方
要チェックの疾患別検査項目

　検査データは疾患別に整理されているわけではありません。そのため、多くの検査項目の中から患者さんの疾患に対してどのデータに注目したらよいかを知っておく必要があります。以下に主な疾患別に注目すべき検査項目を整理しました。

　データの値が標準値の範囲内であれば、患者さんは内科的にコントロールされていると考えて歯科処置を注意して行います。

　データが標準値から出ているものがあれば、それにより歯科処置で問題が起こる可能性を考慮して、病院に依頼するか、自院で処置するのであれば、注意すべき点をあらかじめ考慮して処置を行います。

1. 虚血性心疾患

要チェック検査項目	AST（GOT）、ALT（GPT）、LDH、CK、CRP、WBC、赤沈、Hb、Ht、総コレステロール、LDLコレステロール

　虚血性心疾患は、心臓に血液を送る冠動脈の部分狭窄から完全狭窄の状態により、狭心症や心筋梗塞などを起こします。特に心筋梗塞の場合では、冠動脈の完全閉塞により心筋が壊死し、心臓の機能が著しく障害されます。

　そこで、その損傷の程度、心臓機能の評価、冠動脈疾患の危険因子を知ることで、病院歯科へ紹介したほうがよいのか、または自医院で処置を行うとすれば、どこまで可能か、どんな配慮が必要なのかを判断する材料となります。

　心筋梗塞での血液検査では、上記のような検査項目に注意します。

2. 感染症

要チェック検査項目	白血球数、白血球分割、CRP

　感染、出血、外傷など、炎症や組織細胞の破壊が起こると、いろいろな急性期タンパクが増産されてくるため、これらを測定することで炎症の有無、程度を知ることができます。特に白血球数、百分率、さらにC反応性タンパク（CRP）が指標になります。

3. 糖尿病

要チェック検査項目 血糖、HbA1c、総コレステロール、尿タンパク

　HbA1cは過去1～2ヵ月血統コントロール状態を反映した数値として評価します。

　コントロールが不良（HbA1c7.0％以上）な場合、歯科治療に際しては、感染しやすくなり、創傷の治癒不全も起きやすくなります。そのため観血処置などをする場合には、術前術後の抗生剤の投与が必要になってきます。感染症を起こすと高血糖を示し、通常の糖尿病治療薬量ではコントロールできず、感染も悪化してしまいます。

　空腹時血糖110mg/dl未満、HbA1c6.0%未満にコントロールされていれば治療可能です。

4. 肝臓疾患

要チェック検査項目 AST、ALT、LDH、TP、血小板数、PT-INR

　肝臓の機能には、①食物の消化を助ける胆汁を産生、②炭水化物、脂、タンパク質の代謝、③アンモニアの尿素への変換、④解毒作用、⑤アルブミンの合成、⑥グリコーゲンの貯蔵とブドウ糖の合成、⑦造血機能、凝固因子の生成などがあります。肝硬変や肝炎などの肝疾患により肝機能が低下するため、止血、創傷の治癒、投与薬の選択、投薬方法に配慮が必要です。また、B型、C型ウイルス性肝炎では、感染に注意を払い院内感染予防対策を厳重に行う必要があります。

5. 腎臓疾患

要チェック検査項目 TR、BUN、Cr、尿タンパク

　腎臓の機能として、尿生成を通じて、体液（細胞外液）の恒常性を維持、尿素などのタンパク質代謝物の排出内分泌と代謝調整（ビタミンD活性化、エリスロポエチン産生、レニン産生）などが挙げられます。

　腎不全の人は血圧を調節する能力が低下するため高血圧になる傾向があり、心筋梗塞や脳卒中といった心血管疾患や貧血などの合併症への注意が必要です。

　また、透析を行っている場合ではヘパリンを使用するために観血処置日には止血への配慮、そして腎機能の負担を軽減する投薬への配慮等も必要です。

第3章

注意して！
薬の出し方、のみ合わせ

歯科治療で投薬を行う時には、歯科疾患や歯科治療による侵襲の程度、他科で処方されている薬との相互作用、患者さんのその時の体の状態、投与方法などを考える必要があります。その際、歯科医が知っておくべき事項について解説しました。

抗菌薬

消炎鎮痛薬

非ピリン系鎮痛薬

各疾患に対してよく処方される薬剤

歯科で用いる薬
抗菌薬

1. 抗菌薬の概要

①抗菌薬の種類
　a. 抗生物質：本来は微生物から産生されたもの（ペニシリン系、セフェム系、マクロライド系、テトラサイクリン系など）

　＜セフェム系＞：第1世代、第2世代、第3世代があります、第3世代はグラム陰性菌に対してかなり抗菌スペクトラムが拡大しました。第3世代は歯性感染症の起因菌の頻度が高いグラム陽性菌に対する抗菌力では第1世代、第2世代に劣っていましたが、グラム陰性菌、グラム陽性菌の両方に抗菌力を持つもの（フロモックス、メイアクト）が出てきました。またペニシリン系と構造が似ているためペニシリン・アレルギーのある人には投与に注意します。

　＜マクロライド系＞：静菌作用の抗菌薬で常に薬が有効血中濃度を維持するよう（のみ忘れ厳禁）に投与しなければいけません。

　b. 合成抗菌薬：純粋に化学合成したものが抗菌作用を示すもの（ニューキノロン系など）。
　＜ニューキノロン系＞
　　・従来の抗生物質の耐性菌に対しても抗菌力があります。
　　・グラム陰性菌に対する抗菌力は優れていますが、グラム陽性菌に対する抗菌力は抗生物質のペニシリン系、セフェム系よりも劣ります。

②抗菌薬の作用の仕方
　a. 殺菌作用（微生物を完全に死滅させる作用）を持つもの。
　b. 静菌作用（微生物の増殖を防ぐ作用）を持つもの。

③抗菌薬の排泄の仕方
　a. 腎排泄型：主として腎から排泄されます。
　b. 腎外排泄型：主に肝臓で代謝されてから排泄されます。
　c. 腎および腎外排泄型：腎で排泄されるとともに、肝臓やその他の臓器から排泄されます。

④血中濃度と組織移行性、血中半減期
　抗菌薬は胃と腸で吸収されますが、小腸は胃に比べて吸収効率がずっと良いため、小腸で吸収される抗菌薬のほうが血中濃度のピークが速やかに現れます。また、血液中の抗菌薬は主として血清アルブミンと結合していますが、その程度（蛋白結合率）が組織移行性に関係します。血中半減期が短いと体内の蓄積が少ないので安全性が高いと言えます。一方、長いと服用する回数は減りますが、多量には投与できません。

⑤抗菌薬の作用機序と特徴
　細胞壁合成阻害作用、細胞膜障害作用、蛋白合成阻害作用、核酸合成阻害作用の4つに分けられます。

◆主な抗菌薬の特徴

抗菌薬の種類	作用機序	作用	血中半減期	排泄型
ペニシリン系	細胞壁合成阻害	殺菌	短い	腎および腎外排泄
セフェム系	細胞壁合成阻害	殺菌	短い	種類により異なる
マクロライド系	タンパク合成阻害	静菌	長い	腎外排泄が多い
ニューキノロン系	核酸合成阻害	殺菌	長い	腎排泄が多い

◆歯科で使用する主な抗菌薬（内服）

■はプロドラッグ　■は後発医薬品

抗菌薬	一般名	製品名
ペニシリン系 （殺菌性）	バカンピシリ塩酸塩 レナンピシリン塩酸塩 タランピシリン塩酸塩 アモキシシリン アンピシリン	ペングッド バラシリン ヤマシリン、アセオシリン サワシリン、パセトシン ビクシリン、ソルシリン
セフェム系 （殺菌性）	セファクロル セファレキシン セフロキシムアキセチル セフジニル セフカベンピボキシル塩酸塩 セフポドキシムプロキセチル セフジトレンピボキシル セフテラムピボキシル	ケフラール、エリカナール ケフレックス、シンクル オラセフ セフゾン フロモックス バナン、セポキシム メイアクト、セフジトレンピボキシル トミロン、セトラート
テトラサイクリン系 （殺菌性）	塩酸ミノサイクリン 塩酸テトラサイクリン 塩酸ドキシサイクリン	ミノマイシン、ミノペン アクロマイシン ビブラマイシン、ピペラマイシン
クロラムフェニコール系 （殺菌性）	クロラムフェニコール	クロロマイセチン
リンコマイシン系 （殺菌性）	塩酸クリンダマイシン	ダラシン
マクロライド系 （静菌性）	エリスロマイシン アジスロマイシン ジョサマイシン ロキシスロマイシン ロキタマイシン クラリスロマイシン	エリスロマイシン ジスロマック ジョサマイシン ルリッド、ルリシン リカマイシン クラリス、クラリシッド、マインベース
ニューキノロン系 （殺菌性）	オフロキサシン フレロキサシン レボフロキサシン トシル酸トスフロキサシン ガチフロキサシン水和物 スパルフロキサシン	タリビッド、リビゲット メガロシン、フレメガシン クラビット オゼックス、トスキサシン ガチフロ スパラ
ペネム系（殺菌性） ケトライド系（静菌性）	ファロペネムナトリウム テリスロマイシン	ファロム ケテック

2. 抗菌薬の術前投与

　抜歯、膿瘍切開、歯周病手術などの観血処置を行うと一過性の菌血症が起こります。そのため、先天性心疾患や心臓手術後の患者さんでは心内膜炎を起こすことがあります。よって必要に応じて抗菌薬の術前投与を行います。対象としては次のような場合が考えられます。
- a. 心臓奇形、心臓の弁置換術後、心臓弁膜症。
- b. 過去に心内膜炎に罹患したことのある人。
- c. 免疫機能の低下が考えられる場合（副腎皮質ホルモン剤服用中、糖尿病、高齢者など）。

3. 妊娠中の患者に対する抗菌薬の投与

　妊娠中の患者に対する投薬はその必要性を十分に説明し、母体と胎児にとって最善の方法をとるように心がけます。
- a. 受精から妊娠3週末まで
  この時期に影響を受けた場合は着床しないか、流産するか、または完全に修復されて正常に出産します。
- b. 妊娠4週から7週末まで
  中枢神経、心臓、消化器など重要な臓器の発生時期で、薬剤の催奇形性が最も疑われる時期です。投薬には十分注意を払います。
- c. 妊娠8週から15週末まで
  主な臓器の形成は終了していますが、性器の分化や口蓋の閉鎖はしていません。胎児への影響は低下します。
- d. 妊娠16週から分娩まで
  奇形発生はありませんが、機能的発育に影響するので注意します。

4. 授乳中の患者に対する抗菌薬の投与

　一般に母乳への薬物移行に関する因子としては、弱塩基性薬物、脂溶性の高い薬物、蛋白結合率の低い薬物、分子量の低い薬物ほど母乳中に移行しやすいと考えられています。ペニシリン系やセフェム系は母乳中移行が微量で乳児への影響はほとんどありません。比較的移行しやすいのは、マクロライド系です。ニューキノロン系は、母乳移行はごく少ないものの、乳児では骨端の器質障害を生じるため本剤の適応はありません。

◆妊娠全期間を通じて比較的安全に使用できる抗菌薬

ペニシリン系	アモキシシリン水和物（サワシリン、パセトシン） アンピシリン（ビクシリン） バカンピシリン塩酸塩（ペングッド）
セフェム系	セファクロル（ケフラール） セファレキシン（ケフレックス）
マクロライド系	エリスロマイシン（エリシロマイシンエストレートを除く）

◆禁忌とされる抗菌薬

アミノグリコシド系	カナマイシン、ストレプトマイシン 第8脳神経障害を起こす可能性がある
マクロライド系	アイロゾン、マトロマイシンT 肝機能障害を起こす可能性がある
テトラサイクリン系	アクロマイシン、ミノマイシン 胎児の歯や骨の色素沈着、骨形成不全，妊婦の肝機能障害を起こす
ニューキノロン系	正確なデータはないが、添付文書では使用禁忌となっている

歯科で用いる薬

消炎鎮痛薬

1. 非ステロイド系消炎鎮痛薬（NSAIDs）の概要

消炎鎮痛薬のうち非ステロイド系のものを、いわゆる NSAIDs（Non-Steroidal Anti-Inflammatory Drugs）と言い、酸性と塩基性があります。

①酸性 NSAIDs

酸性 NSAIDs はシクロオキシゲナーゼ（COX-1：生体の恒常性維持に関係と、COX-2：炎症に関係の2タイプがある）を抑制することで、アラキドン酸からプロスタグランジンの生成を抑えます（プロスタグランジン抑制作用）。結果として痛みに対する閾値の変化、視床への働きによる鎮痛作用、血管透過性亢進の抑制、体温中枢への作用による解熱作用が認められます。

副作用としては生体の恒常性維持に関係する COX-1 の活性化を阻害するため胃腸障害、アスピリン喘息、抗血小板作用、肝臓で代謝され腎臓から排出されるため腎機能を悪化させることがあります。

抗菌薬との併用では、ニューキノロン系抗菌薬とフェニル酢酸系、またはプロピオン酸系のNSAIDsと併用すると痙攣を起こすことがあります。アスピリンは抗血小板作用が強いことから最近では、抗血小板薬として使用されています。最近では COX-1 には作用せず COX-2 のみに作用するため、副作用の少ない薬も出てきています（オキシカム系のメロキシカム（モービック）、アリール酢酸系エトドラク（ハイペン）など）。

②塩基性 NSAIDs

塩基性の NSAIDs は、炎症反応のケミカル・メディエイター（ヒスタミンなど）に拮抗し、抗炎症作用を示します。COX の阻害作用はないので副作用が少なく、他の薬剤との併用禁忌は少ないのですが、消炎効果は弱いのが特徴です。

2. 高齢者に対する消炎鎮痛薬の投与

高齢者は、胃や消化管の運動量の低下や肝での代謝機能・腎での排泄機能の低下により、薬剤の吸収‐分布‐代謝‐排泄‐が変化し、薬剤の作用の延長、蓄積、排泄の遅延が起きやすく、また副作用も生じやすくなっています。一般的な注意事項として、

a. 成人常用量の1/3から1/2の量にする。
b. 次のような薬剤はなるべく避ける。
  ・蓄積性のある薬剤
  ・半減期の長い薬剤
  ・腎排泄型の薬剤
c. 肝臓で代謝される薬剤には、十分注意する。
d. 患者が常用している薬剤との副作用に注意する。

などが挙げられます。

◆非ステロイド系消炎鎮痛薬（NSAIDs）：歯科で使用する主なNSAIDs

■ はプロドラッグ　■ は後発医薬品

分類	一般名	製品名
A. 酸性製剤		
①カルボン酸系		
・サリチル酸系	アスピリン	アスピリン
	アスピリン・ダイアルミネート	バッファリン
・アントラニル系	メフェナム酸	ポンタール
	フルフェナム酸	オパイリン、オパフェルミン
・プロピオン酸系	イブプロフェン	ブルフェン、ブブロン
	フルルブブロフェン	フロベン、アップノン
	オキサプロジン	アルボ
	チアプロフェ酸	スルガム、スリメン
	ナプロキセン	ナイキサン
	ロキソプロフェンナトリウム水和物	ロキソニン、ロキソマリン
	プラノプロフェン	ニフラン、イテオパン
	アルミノプロフェン	ミナルフェン
	ザルトプロフェン	ソレトン、ペオン
・アリール酢酸系	ジクロフェナクナトリウム	ボルタレン、ソレルモン
	アンフェナクナトリウム	フェナゾックス
	モフェゾラク	ジソペイン
	インドメタシン	インダシン、インテバン
	アセメタシン	ランツジール、コバメタシン
	エトドラク	ハイペン
②エノール酸系		
・オキシカム系	ピロキシカム	バキソ、フェルデン
	アンピロキシカム	フルカム
	ロルノキシカム	ロルカム
	メロキシカム	モービック
B. 塩基性製剤		
	チアラミド塩酸塩	ソランタール、コレンソール
	エモルファゾン	ペントイル、セラピエース
	エピリゾール	メブロン

消炎鎮痛薬

57

歯科で用いる薬

解熱鎮痛薬

1. 非ピリン系鎮痛薬

　アセトアミノフェンは中枢ではCOXに作用して発熱性プロスタノイドの産生を阻害し、解熱作用を発揮しますが、末梢ではCOXには作用せずプロスタグランジン合成阻害作用がほとんどないことから、抗炎症作用はほとんど認められません。また、プロスタグランジン合成阻害作用がないために、NSAIDsにある消化性潰瘍や腎障害、抗血小板作用などの副作用はありません。小児、妊婦、授乳婦、高齢者には安全性が高いとされています。

◆解熱鎮痛薬

分類	一般名	製品名
A．非ピリン系薬剤		
アニリン系	アセトアミノフェン	カロナール
B．配合剤		
	非ピリン系配合剤 シメトリド、無水カフェイン	キョーリンAP 2

医科でよく出される治療薬
各疾患に対してよく処方される薬剤

疾患別に医科でよく処方される薬剤を知り、歯科で使用する薬との相互作用を考えます。
主な疾患として以下のものを挙げました。

1. 心臓や血管の病気　　高血圧　狭心症　心不全　心筋梗塞　不整脈脳血管障害

①血管拡張薬、Ca拮抗薬
　筋収縮に関与するCaに拮抗して血管を拡張させて血圧を下げます。副作用として歯肉の肥厚が認められます。

②利尿薬：血液中のNaや水分を排泄させることで血圧を下げます。

③交感神経抑制薬（α遮断薬、β遮断薬）
　血管に作用し血管収縮させる働き（α作用）を抑制して血圧を下げるα遮断薬と、心臓に作用する働き（β作用）を抑制して血圧を下げるβ遮断薬があります。

④アンジオテンシン変換酵素（ACE）阻害薬
　血管収縮作用のあるホルモンであるアンジオテンシンの生成を阻害して、血圧を下げます。

⑤アンジオテンシンⅡ（A-Ⅱ）受容体拮抗薬
　アンジオテンシンⅡ受容体に特異的に結合してA-Ⅱの作用である血管収縮や交感神経亢進作用を抑制します。副作用が少ないため、使用が急増しています。

⑥抗血小板薬
　血液凝固に必要な血小板の凝集作用の抑制をします。

⑦Naチャンネル遮断薬
　不整脈の治療に用いられます。不整脈の種類により活動電位持続時間を延長させる（クラスⅠa群）、短縮させる（クラスⅠb群）、変化させない（クラスⅠc群）があります。

⑧強心薬
　筋の収縮に関与するCaを上昇させるジギタリス製剤が主で、他にβ1刺激薬、cAMPを増加させて心筋の収縮を高めるPDE（ホスホジエステラーゼ）阻害薬などがあります。

⑨抗凝固薬
　血液凝固に必要なビタミンKに拮抗し、プロトロンビン 第Ⅶ、Ⅸ、Ⅹ因子の生合成を抑制するワルファリンや、アンチトロンビンⅢの抗トロンビン作用を増強させるヘパリンなどがあります。

⑩冠動脈拡張薬
　血管平滑筋に直接作用し、cGMPを増加させることでCa濃度が低下し、その結果血管が弛緩します。

2. 呼吸器の病気　喘息

①ステロイド薬（経口、吸入）
サイトカイン産生抑制作用や、抗炎症作用により気道の炎症を抑えます。

②抗アレルギー薬
各種メディエーターの産生抑制や受容体への拮抗作用によりアレルギーを抑えます。

③気管支拡張薬
気管支拡張作用のある β_2 受容体を刺激する β_2 刺激薬、ホスホジエステラーゼ活性を抑制してcAMP濃度を上昇させて気管支を拡張させるキサンチン誘導体（テオフィリン薬）、副交感神経の作用を遮断することで気管支を拡張させる抗コリン薬があります。

3. 肝臓や膵臓の病気　糖尿病

①インスリン製剤
インスリンを作る能力のない人や重度の糖尿病の人に使われ、皮下注射法が用いられます。

②経口血糖降下薬
インスリンの分泌量の低下している人に用いられ、膵臓のランゲルハンス島の β 細胞に作用してインスリンの分泌量を増加させます。

4. 泌尿器の病気　腎不全、人工透析

泌尿器系疾患に対する薬剤には、腎不全の原因に対するものと、その合併症に対するものがあります。

①原因療法
ステロイド薬、抗凝固薬、抗血小板薬等

②対症療法
利尿薬、血管拡張薬、抗炎症薬、抗尿酸薬等

5. その他

①内分泌系疾患（甲状腺機構亢進症）
無機ヨードの有機化を阻害して甲状腺ホルモンの分泌を抑制する抗甲状腺薬があります。

◆医科でよく出される治療薬の相互作用

治療薬	相互作用のある抗生剤	相互作用	使用可能薬剤（抗生剤・鎮痛剤）
抗血栓薬 ワルファリンカリウム（ワーファリン）	ペニシリン・セフェム系 　バラシリン（レナンピシリン） 　セフゾン（セフジニル） ニューキノロン系 　タリビット（オフロキサン） マクロライド系 　エリスロシン（エリスロマイシン） 　クラリシッド・クラリス（クラリスロマイシン） 　ルリッド（ロキシスロマイシン） テトラサイクリン系 　ミノサイクリン（ミノサイクリン）	出血（ワーファリンの作用増強）	ペニシリン・セフェム系 　サワシリン（アモキシシリン） 　バナン（セフポドキシムプロキセチル） ペネム系 　ファロム（ファロセネムナトリウム） マクロライド系 　ジスロマック（アジスロマイシン） リンコマイシン系 　ダラシン（クリンダマイシン）
鉄剤 クエン酸第一ナトリウム（フェロミア）硫酸鉄水和物（フェログラデュメット）	セフェム系 　セフゾン（セフジニル） テトラサイクリン系 ニューキノロン系	抗生剤の吸収低下	ペニシリン系 マクロライド系 ペネム系 リンコマイシン系
抗てんかん薬 カルバマゼピン（テグレトール） バルプロ酸ナトリウム（デパケン）	マクロライド系 　エリスロシン（エリスロマイシン） 　クラリシッド・クラリス（クラリスロマイシン） マクロライド系 　エリスロシン（エリスロマイシン） ペネム系	抗てんかん薬の血中濃度上昇に伴うめまい・運動失調等 傾眠・運動失調等 てんかん発作再発	ペニシリン系 セフェム系 ニューキノロン系（痙攣誘発のため慎重投与） リンコマイシン系
非ステロイド性鎮痛薬（ロキソニン・ボルタレン）	ニューキノロン系全般	中枢性痙攣誘発	ペニシリン系 セフェム系 マクロライド系 ペネム系 リンコマイシン系
胃炎・消化性潰瘍治療薬（利酸薬） 水酸化アルミニウムゲル・水酸化マグネシウム（マーロックス）	ニューキノロン系全般 テトラサイクリン系 マクロライド系 　ジスロマック（アジスロマイシン）	抗生剤の吸収低下	ペニシリン系 セフェム系 マクロライド系 ペネム系 リンコマイシン系
潰瘍治療剤 シメチジン（タガメット）	マクロライド系 　エリスロシン（エリスロマイシン）	エリスロシンの血中濃度上昇	

治療薬	相互作用のある抗生剤	相互作用	使用可能薬剤（抗生剤・鎮痛剤）
気管支拡張剤 テオフィリン （テオドール・スロービッド）	× ニューキノロン系 　フルマーク（エノキサシン） マクロライド系 　エリスロシン（エリスロマイシン）クラリシッド・クラリス（クラリスロマイシン） 　ルリッド（ロキシスロマイシン）	→ 悪心・嘔吐・頭痛・意識障害などの中毒症状（作用増強）	ペニシリン系 セフェム系 ペネム系 リンコマイシン系 チアラミド塩酸塩 　ソランタール*
偏頭痛治療剤 エルゴタミン製剤・無水カフェイン （カフェルゴット）	× マクロライド系 　エリスロシン（エリスロマイシン） 　クラリシッド・クラリス（クラリスロマイシン） 　ルリッド（ロキシスロマイシン） 　ジョサマイシン（ジョサマイシン）メデマイシン（ミデカマイシン）	→ 心悸亢進・四肢のしびれ（作用増強）	ペニシリン系 セフェム系 ニューキノロン系 ペネム系 リンコマイシン系
免疫抑制剤 シクロスポリン （ネオーラル）	× マクロライド系 　エリスロシン（エリスロマイシン） 　クラリシッド・クラリス（クラリスロマイシン） 　ジョサマイシン（ジョサマイシン） 　ジスロマック（アジスロマイシン） ニューキノロン系 　バクシダール（ノルフロキサシン） 　シプロキサン（シプロフロキサシン）	→ 肝・腎・中枢神経障害（作用増強）	ペニシリン系 セフェム系 ニューキノロン系（バクシダール、シプロキサン除く） ペネム系 リンコマイシン系
睡眠導入剤 トリアゾラム （ハルシオン） ミダゾラム （ドルミカム）	× マクロライド系 　エリスロシン（エリスロマイシン） 　クラリシッド・クラリス（クラリスロマイシン） 　ジョサマイシン（ジョサマイシン） マクロライド系 　エリスロシン（エリスロマイシン）	→ 精神神経症状・傾眠（作用増強） 中枢神経作用増強	ペニシリン系 セフェム系 ニューキノロン系 ペネム系 リンコマイシン系
不整脈治療剤 ジソピラミド （リスモダン）	× マクロライド系 　エリスロシン（エリスロマイシン） 　クラリシッド・クラリス（クラリスロマイシン） ニューキノロン系 　スパラ（スパルフロキサシン）	→ QT延長などの心臓血管系症状（作用増強）	ペニシリン系 セフェム系 ニューキノロン系（スパラ除く） ペネム系 リンコマイシン系

*赤字はNSAIDs

治療薬	相互作用のある抗生剤	相互作用	使用可能薬剤（抗生剤・鎮痛剤）
強心剤 ジゴキシン （ジゴキシン・ジゴシン）	× マクロライド系 　エリスロシン（エリスロマイシン） 　クラリシッド・クラリス（クラリスロマイシン） テトラサイクリン系 　ミノマイシン（ミノサイクリン）	→ ジギタリス中毒（作用増強）	ペニシリン系 セフェム系 ニューキノロン系（ガチフロは除く） ペネム系 リンコマイシン系
抗パーキンソン剤 ブロモクリプチンメシル酸塩 （パーロテル）	× マクロライド系 　エリスロシン（エリスロマイシン） 　ジョサマイシン（ジョサマイシン）	→ 精神神経症状（作用増強）	ペニシリン系 セフェム系 ニューキノロン系 ペネム系 リンコマイシン系
血糖降下剤 グリベンクラミド（ダオニール） グリメピリド（アマリール）	× テトラサイクリン系	→ 低血糖 高血糖	ペニシリン系 セフェム系 ニューキノロン系（ガチフロ、オゼックス・トスキサシンを除く） マクロライド系 ペネム系 リンコマイシン系
痛風治療剤 プロベネシド（ベネシッド） アロプリノール（ザイロリック）	× セフェム系 ペニシリン系 ニューキノロン系 ガチフロ（ガチフロキサシン） ペニシリン系 　ソルシリン・ビクシリン（アンピシリン）	→ 作用減弱 作用増強 皮疹発現増強	ニューキノロン系（ガチフロ除く） マクロライド系 ペネム系 リンコマイシン系
悪性腫瘍治療剤・抗リウマチ剤 メトトレキサート（メソトレキセート）	× テトラサイクリン系	→ 骨髄抑制、肝・腎・消化管障害等 同上、血液障害等	ペニシリン系 セフェム系 ニューキノロン系 マクロライド系 ペネム系 リンコマイシン系
抗悪性腫瘍剤 硫酸ビンブラスチン（エクザール）	× マクロライド系 　エリスロシン（エリスロマイシン）	→ 作用増強	
免疫抑制・アトピー性皮膚炎治療剤 タクロリムス水和物（プログラフ）	× マクロライド系 　エリスロシン（エリスロマイシン） 　クラリシッド・クラリス（クリスロマイシン） 　ジョサマイシン（ジョサマイシン）	→ 腎障害	ペニシリン系 セフェム系 ニューキノロン系 ペネム系 リンコマイシン系
高血圧症治療薬 フェロジピン（スプレンジール）	× マクロライド系 　エリスロシン（エリスロマイシン）	→ 作用増強	

治療薬	相互作用のある抗生剤		相互作用		使用可能薬剤（抗生剤・鎮痛剤）
妊娠中	アミノグリコシド系 　カナマイシン・ストレプトマイシン テトラサイクリン系 　アクロマイシン・ミノマイシン ニューキノロン系	×	脳神経障害 肝機能障害 胎児の歯・骨の色素沈着・骨形成不全、妊婦の肝機能障害	→	ペニシリン系 　サワシリン・パセトシン 　ビクシリン・ペントレックス 　バカシル セフェム系 　ケフラール 　ケフレックス マクロライド系 　エリスロマイシン アセトアミノフェン 　カロナール
授乳婦	ニューキノロン系	×		→	ペニシリン系 セフェム系 アセトアミノフェン 　カロナール

第4章

偶発事故・
日頃の体制づくりが大切です

　私たちが常に安全、安心な診療を心がけていたとしても、その日の患者さんの体調によっては、不測の事態が起こらないとも限りません。もし、そのような事態が起こったとしてもあわてることはありません。患者さんの病態を知っていれば、歯科処置の刺激で起こりうることが事前に予測でき、落ち着いて対処できるからです。
　ここでは、緊急時に落ち着いて対応できるよう行動表を用意しました。日頃からスタッフを含めて、チャートを参考に"声出し確認""救急対応の繰り返し訓練"をしっかりしておきましょう。

■ 歯科診療所における緊急事態への対処法 ■

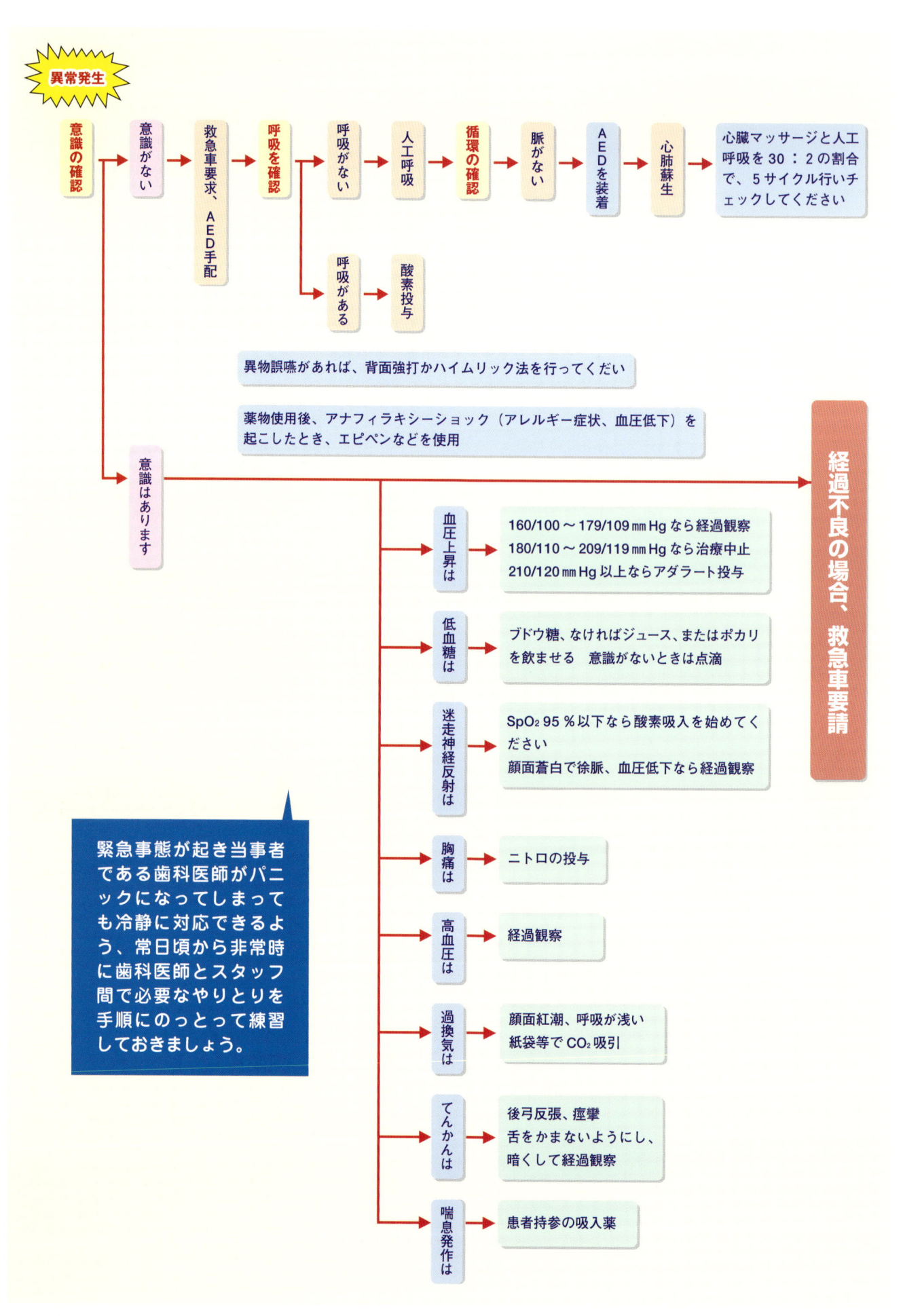

異常発生

意識の確認 →
- 意識がない → 救急車要求、AED手配 → 呼吸を確認
  - 呼吸がない → 人工呼吸 → 循環の確認
    - 脈がない → AEDを装着 → 心肺蘇生 → 心臓マッサージと人工呼吸を30：2の割合で、5サイクル行いチェックしてください
  - 呼吸がある → 酸素投与

異物誤嚥があれば、背面強打かハイムリック法を行ってください

薬物使用後、アナフィラキシーショック（アレルギー症状、血圧低下）を起こしたとき、エピペンなどを使用

- 意識はあります
  - 血圧上昇は → 160/100～179/109 mmHg なら経過観察／180/110～209/119 mmHg なら治療中止／210/120 mmHg 以上ならアダラート投与
  - 低血糖は → ブドウ糖、なければジュース、またはポカリを飲ませる　意識がないときは点滴
  - 迷走神経反射は → SpO_2 95％以下なら酸素吸入を始めてください／顔面蒼白で徐脈、血圧低下なら経過観察
  - 胸痛は → ニトロの投与
  - 高血圧は → 経過観察
  - 過換気は → 顔面紅潮、呼吸が浅い／紙袋等で CO_2 吸引
  - てんかんは → 後弓反張、痙攣／舌をかまないようにし、暗くして経過観察
  - 喘息発作は → 患者持参の吸入薬

経過不良の場合、救急車要請

> 緊急事態が起き当事者である歯科医師がパニックになってしまっても冷静に対応できるよう、常日頃から非常時に歯科医師とスタッフ間で必要なやりとりを手順にのっとって練習しておきましょう。

■ 歯科救急薬品に関する知識を持とう ■

適応症	症状	使用薬剤	使用方法	
血圧上昇	220mmHg － 130mmHg 以上	アダラート（ニフェジピン）10mg / 1cap	カプセルに注射針で穴を開け、30mlの水に4滴（約3mg）滴下し、服用させる	
血圧低下	血圧80mmHg以下の場合	エホチール（硫酸スプリフェン）10mg / 1cc / 1A	1アンプル筋注する 心室性頻拍には禁忌	
徐脈	40回/分以下 血圧60mmHg以下	硫酸アトロピン 0.5mg / 1cc / 1A	1アンプル筋注する 緑内障、前立腺肥大、麻痺性イレウスには禁忌	
狭心症	狭心症発作（胸痛）	ニトロペン	0.3mg舌下錠 1～2錠舌下に置く 5分後に効果が現れない時は 1～2錠追加	
痙攣・過度の興奮	痙攣	ホリゾン・セルシン（ジアゼパム）10mg / 2cc / 1A ドルミカム シダゾラム	1アンプル筋注する	
アナフィラキシーショック	じん麻疹、呼吸困難、チアノーゼ	エピネフリン注シリンジ0.1％/1mg デカドロン（リン酸デキサメタゾン）8mg / 2cc / 1A	1シリンジ筋注する 1アンプル筋注する	
術後異常出血		アドナ注射液：カルバゾクロムスルホン酸ナトリウム 10mg / 2cc / 1A	1アンプル筋注する	

歯科救急薬品に関する知識をもとう

67

体調の変化を見落とさないために

1. モニタリング

モニタリングの目的は、異常の早期発見にあり、全身的偶発症の予防と発生時の対処にきわめて有用です。パルスオキシメーターなどのモニター機器により得られる情報には、血圧・心拍数、経皮的動脈血酸素飽和度などの数値データ、心電図パターンなどがあります。モニタリングを連続して行うことにより、経時的変化を読みとります。例えば、血圧ひとつをとってみても、正常範囲は年齢により異なりますし、たとえ術前から多少高い血圧を示していても、それがほとんど変化しないのか、徐々に低下しているのか、あるいは逆にもっと上昇しているのかで、処置は変わってきます。

次に、モニタリングの適応は、呼吸、循環が危惧される症例です。例えば、循環器系疾患患者、脳血管系障害患者、呼吸器系疾患患者、血管迷走神経反射既往患者、高齢者、静脈内鎮静法の患者、全身麻酔の患者などです。

Column・16

パルスオキシメーター

動脈血酸素飽和度SaO₂を経皮的に測定する装置で、SpO₂（pは経皮的の意味）で表します。酸素飽和度とは、酸素の運搬を行うヘモグロビンHbのうち、酸素に結合したヘモグロビンが何％を占めるかを表したものです。平地では、動脈血のほとんど全部のヘモグロビンに酸素が結びついていて、SpO₂はほぼ100％です。末梢組織で酸素が組織に渡され、静脈血では酸素飽和度60％ぐらいになります。SpO₂は、正常値95％以上、95％未満では呼吸不全の疑いがあり酸素投与が必要となり、90％未満では、さらにCPR、AEDをはじめとする救命処置が必要となることがあります。

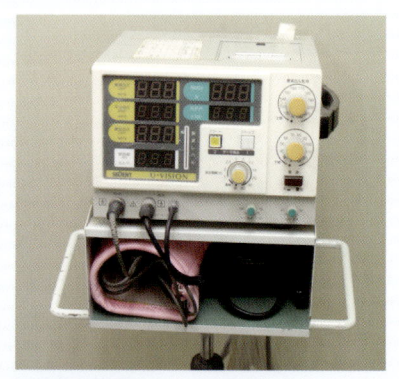

患者監視装置（パルスオキシメーター）

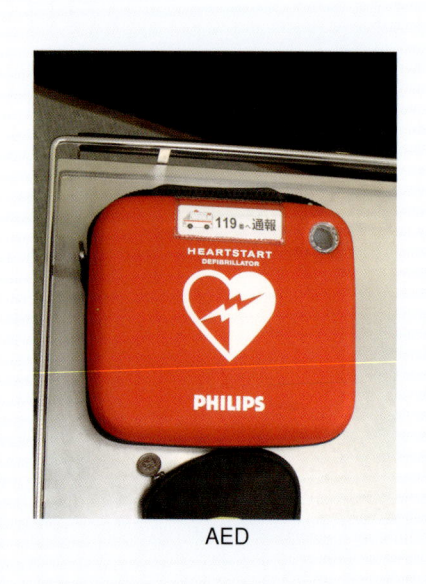

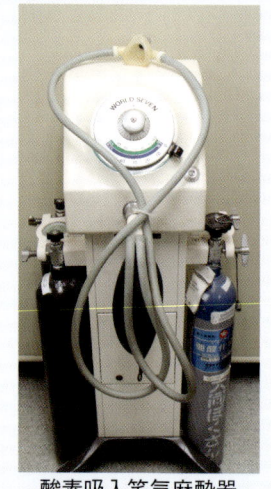

AED

酸素吸入笑気麻酔器

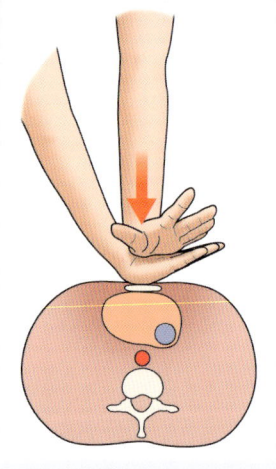

CPR（胸骨圧迫）。100回／minのペースで行う。そして30回毎2回人工呼吸を行う（成人）

おわりに

　昭和 20 年代は、大きな手術前にはその可否を内科に問い合わせるのが通例で、手術経験の乏しい内科医師にとってその判定は自信を持てるものではなかった。それもあってか昭和 20 年の後半になると各大学で麻酔学教室の設立が急速に進んだ。私が当時在籍していた慶応大学でも設立のため内科から私が出向することになった。完成した時点でそのまま残れと言われたが、とかく技術に傾斜した首脳部の考え方に同意できなかったので私は内科に戻った。

　その後内科医局長の配慮で東京歯科大学に転勤したが、そこで待っていたのが歯科治療時に倒れたいわゆる脳貧血患者の出現であった。呼吸も脈拍も確かに止まってしまっていた患者がじきに意識を回復し、自宅に戻り、翌日診察に来た時にはまったく異常所見は認められず、諸検査もすべて正常であった。それを見て、歯科診療の実態を詳細に分析しようと、麻酔科設立で培った経験を生かし、その数年間で歯科医局に入局した医局員の協力を得て、文部省科学研究費で購入した最新の記録器を使用して病態分析が始まった。結果、脈拍停止は珍しいものではなく、しかも 23 秒も停止していた症例も確認され、学位論文も 4 編できあがった。以後さらに症例を重ね、歯科教育にその成果を生かそうと数人の歯科大学関連の内科教授、口腔外科教授、学会長、歯科スタディーグループとも協議してみたがいずれも結実には至らず、まさに七転びの末八起き目にこの港北歯科内科研究会の協力でこの目的が日の目を見る事になった。

　しかし今回は著述〜編集には私は直接かかわらず、彼らの理解を深めるため要請ごとに講義を繰り返す形態にした。そこでこの発想〜文章はほとんど彼ら独自の能力の結晶であり、それなりに意味が通っていると感じ、大幅な加筆は避けた。しかし諸般の経済事情も絡み、不足部分も若干あり、さらなる完成に向けて今後の研鑽に期待したい。

和田知雄

【略歴】
和田知雄

大正 11 年	山口県生
昭和 15 年	東京歯科医学専門学校入学
昭和 18 年	熊本医学大学入学
昭和 24 年	慶応義塾大学医学部内科入局
昭和 31 年	医学博士学位授与（慶応義塾大学）
昭和 31 年	東京歯科大学助教授（内科学）
昭和 44 年	同大学教授（内科学）
昭和 62 年	同大学名誉教授

参考文献

1. 水島裕ほか（編集）．今日の治療薬2007解説と便覧．東京：南江堂，2007．
2. 五十嵐治義，池田正弘編集．歯科医師のための医薬品処方マニュアル．東京：医歯薬出版，2007．
3. 雨宮義弘，長坂浩ほか．診療情報提供書の読み方・活かし方．東京：ヒョーロン，2006．
4. 歯科臨床における抗菌薬使用の実際．日本歯科医師会雑誌1997；49（12）：82．
5. 痛みを和らげるためのくすりと対処．日本歯科医師会雑誌2001；54（7）：41．
6. 山本真樹監修．面白いほどよくわかる人体のしくみ．東京：日本文芸社，2005．
7. 堺章．新訂目でみるからだのメカニズム．東京：医学書院，2000．
8. 和田智雄．身体の恒常性をふまえた全身管理：歯科訪問診療講演会速記録．港北歯科医師会2000．
9. 和田智雄：疾病の病態的解析：1999．（自費出版）
10. 和田智雄：疾病論の人間的展開（自費出版）
11. 和田智雄：歯科臨床における内科疾患への対応（自費出版）
12. 和田智雄：歯科診療のナビゲーター（総論）（自費出版）
13. 八杉龍一，小杉治男他：岩波生物学辞典第4版．東京：岩波書店，1996．
14. 岡島重孝．ホーム・メディカ新版・家庭医学大事典．東京：小学館，2008．
15. 堂前尚親，高齢者歯科治療に必要な内科疾患の知識．日本歯科医師会雑誌2000；53（1）：200-4．
16. 中島丘．急蘇生法の統一新指針について．神歯歯界月報2002；588（9）．
17. 白土邦男．高齢者の歯科治療で注意すべき循環器疾患．高齢者歯科医療懇話会誌（Jtohokusecgeriatricdent）2003;6（1）：1～9．
18. 大沢昭義．救急蘇生法の新しい考え方．歯界展望2001；．98（2）．
19. 古賀剛人．宿主に関する臨床ファクター：科学的根拠から学ぶ．インプラント外科学ベーシック編．東京：クインテッセンス，2003．
20. 上田裕．高齢者歯科医療マニュアル．京都：永末書店，1992．
21. 田中越郎．好きになる生理学．東京：講談社サイエンティフィク，2003．
22. W・B・キャノン．からだの知恵（この不思議なはたらき）．東京：講談社学術文庫，1981．
23. クロード・ベルナール．実験医学序説東京：岩波文庫，1997．
24. トーマス・クーン．科学革命の構造．東京：みすず書房，1997．
25. 小橋隆一郎．ヒューマンボディー．東京：主婦の友社，2002．
26. 山崎博嗣．高齢者・有病者のための歯科診療．東京：学建書院，2004．
27. 一戸達也，住友雅人編．来院時から急変時まで，患者さんの全身管理．東京：医師薬出版，2005．
28. 椙山加綱．全身的偶発症の処置と予防，新歯科全身管理学．東京：日本歯科新聞社，2004．
29. 椙山加綱．ヒヤリハット，こんなときどうする．京都：永末書店，2005．
30. 金子譲．歯科診療でのモニタリングの実際．日本歯科医師会雑誌1997；50（8）．
31. 上田裕．歯科臨床に必要なモニタリング．日本歯科医師会雑誌1997；50（5）．
32. 伊藤春生．いざという時この処方．東京：クインテッセンス，1997．
33. 金子譲，一戸達也．計る・観る・読むモニタリングガイド．東京：医師薬出版，2004．
34. 谷村仲一．救急医療スタッフのためのプライマリーケアマニュアル．東京：へるす出版，1984．
35. 吉田和市．目で見る最新歯科，全身管理ガイド．東京：砂書房，2005．
36. 吉田和市．目で見る最新歯科，救急処置ガイド．東京：砂書房，2003．
37. メルクマニュアル第17版．東京：日経Ｂｐ社，2001．
38. 塩田重利ほか．歯科臨床検査辞典．東京：クインテッセンス，1990．
39. 阿部正和，日野原重明，本間日臣，阿部冶教，田崎義明．高久史麿．新臨床内科学．東京：医学書院，2003．
40. 金子譲，一戸達也ほか．計る・観る・読むモニタリングガイド．東京：医歯薬出版，2004．
41. 多加須幸男．今日の治療指針私はこう治療している．東京：医学書院，2002

和田知雄文献集

1. 麻生建．解釈学（1985年）（ぷろぱあ叢書）．東京：世界書院，1985．
2. 竹田純郎．ヘンドリックビールス．東京：山本書店，1987．
3. 塚本正明．現代の解釈学的哲学．京都：世界思想社，1995．
4. 丸山高司．現代思想の冒険者たち〈12〉ガダマー―地平の融合．東京：講談社，1997．
5. 渡辺二郎．ちくま学芸文庫構造と解釈．東京：筑摩書房，1994．
6. フォン・ビンゲン，ヒルデガルト．聖ヒルデガルトの医学と自然学．東京：星雲社，2002．
7. パラケルスス．奇蹟の医の糧―医学の四つの基礎「哲学・天文学・錬金術・医師倫理」の構想．東京：工作舎，2004．
8. パラケルスス，大槻真一郎．奇蹟の医書―5つの病因について．東京：工作舎，1980．
9. シッパーゲス，ハインリッヒ．中世の医学―治療と養生の文化史．京都：人文書院，1988．
10. H・シッパーゲス，山岸洋．中世の患者．京都：人文書院，1993．
11. 種村季弘．パラケルススの世界．東京：青土社，1979．
12. A．コイレ．パラケルススとその周辺．東京：風の薔薇，1987．
13. 小川鼎三．中公新書医学の歴史．東京：中央公論新社，1984．
14. 井上清恒．医学史概説．山口：内田老鶴圃新社，1968．
15. 酒井シヅ．医学史への誘い：医療の原点から現代まで．大阪：診療新社，2000．
16. C．シンガーほか．医学の歴史1，2，3，4．東京：朝倉書店，1985／1986．
17. D．ジェッター．西洋医学史ハンドブック．東京：朝倉書店，2005．
18. エルヴィン・ハインツ・アッカークネヒト．世界医療史―魔法医学から科学的医学へ．山口：内田老鶴圃，1983．
19. 川喜田愛郎．近代医学の史的基盤上・下．東京：岩波書店，1977．
20. 梶田昭．医学の歴史．東京：講談社学術文庫，2003．
21. 梶原博毅．医学史概観．愛知：六法出版社，1994．
22. レスターキング．医学思想の源流．兵庫：西村書店，1989．
23. ガストン・バシュラール．科学的精神の形成．東京：国文社，1975．
24. ガストン・バシュラール．科学認識論．東京：白水社，2000．
25. ジョルジュ・カンギレム．正常と病理．東京：法政大学出版局，1987．
26. ジョルジュ・カンギレム．生命の認識．東京：法政大学出版局，2002．
27. ミシェル・フーコー．臨床医学の誕生．東京：みすず書房，1971．
28. ガリー・ガッティング．理性の考古学―フーコーと科学思想史．東京：産業図書，1992．
29. 金森修．科学的思考の考古学．京都：人文書院，2004．
30. エルヴェ・バロー．エピステモロジー．東京：白水社，1995．
31. ロビン・ジョージ・コリングウッド．自然の観念（新装版）．東京：みすず書房，2002．
32. 池田善昭（編）．自然概念の哲学的変遷．東京：世界思想社，2003．
33. 広野喜幸ほか（編）．生命科学の近現代史．東京：勁草書房，2002．
34. 自然科学の歴史的意識．理想社
35. 西川富雄．環境哲学への招待―生きている自然を哲学する．北海道：こぶし書房，2002．
36. 尾関周二（編）．環境哲学の探求．東京：大月書店，1996．
37. ドレングソン，アレン（編）．ディープ・エコロジー―生き方から考える環境の思想．京都：昭和堂，2001．
38. エッケハルト・マルテンス．哲学の基礎コース．京都：晃洋書房，2001．
39. 木田元．反哲学史．東京：講談社，2000．
40. 竹田青嗣．現象学は〈思考の原理〉であるちくま新書．東京：筑摩書房，2004．
41. フリードリヒ・キュンメル．現代解釈学入門―理解と前理解・文化人間学．東京：玉川大学出版部，1985．

毎日の歯科臨床で生かせる　内科のツボ
―問診・診断・投薬時に引ける・わかるハンドブック―

2010年7月10日　第1版第1刷発行

監　　修	和田　知雄／伊藤　春生／瀬戸　暁一
編　　著	港北歯科内科研究会
発 行 人	佐々木　一高
発 行 所	クインテッセンス出版株式会社
	東京都文京区本郷3丁目2番6号　〒113-0033
	クイントハウスビル　電話(03)5842-2270(代表)
	(03)5842-2272(営業部)
	(03)5842-2279(書籍編集部)
	web page address　http://www.quint-j.co.jp/
印刷・製本	大日本印刷株式会社

Ⓒ2010　クインテッセンス出版株式会社　　　　禁無断転載・複写
Printed in Japan　　　　　　　　　　　　　落丁本・乱丁本はお取り替えします
　　　　　　　　　　　　　　　　　　ISBN978-4-7812-0142-9　C3047

定価はカバーに表示してあります